Contribution à l'histoire de l'asile d'aliénés d'Évreux

MÉDECINE À TRAVERS LES SIÈCLES

Collection dirigée par le Docteur Xavier Riaud

L'objectif de cette collection est de constituer « une histoire grand public » de la médecine ainsi que de ses acteurs plus ou moins connus, de l'Antiquité à nos jours.
Si elle se veut un hommage à ceux qui ont contribué au progrès de l'humanité, elle ne néglige pas pour autant les zones d'ombre ou les dérives de la science médicale.
C'est en ce sens que – conformément à ce que devrait être l'enseignement de l'histoire –, elle ambitionne une « vision globale » et non partielle ou partiale comme cela est trop souvent le cas.

Dernières parutions

Jacques JAUME, *Georges Simenon, Maigret et la médecine*, 2025.
Hubert JOHANET, *La chirurgie coelioscopique Histoire d'une révolution*, 2025.
Wies DULFER, *Ethnomédecine et soins oculaires modernes au Tchad. Une croisade contre la cécité*, 2025.
Xavier RIAUD, *Histoire de la dentisterie vétérinaire*, 2025.
Xavier RIAUD, *Histoires de l'art dentaire*, 2025.
Patrick Albert POGNANT, *René Crevel. À poumons perdus*, 2025.
Georges TRAVERT, Aleksander EDELMAN, et Isabelle SERMET-GAUDELUS, *La fatalité de la mucoviscidose sera-t-elle vaincue ? Histoire et succès*, 2024.
Patrice PINET, *Christoph Wilhelm Hufeland, hygiéniste, professeur de médecine et premier médecin à la cour de Prusse. 1762-1836*, 2024.
Françoise GUILLON-METZ, *Des diabétiques célèbres. De l'Antiquité à nos jours*, 2024.
Xavier RIAUD, *Expérimentations nazies bucco-dentaires. Éthique médicale et histoire*, 2024.
Mathilde HAGELSTEIN, *Henri Petit, dentiste nancéien pendant la Grande Guerre*, 2024.
Michel A. GERMAIN, *Cancers et reconstructions médico-chirurgicales à travers les siècles*, 2024.
Xavier RIAUD, *Cowboys, Indiens et… dentistes. Une autre façon de voir le Far West*, 2024.

Jacques Vassault

Contribution à l'histoire de l'asile d'aliénés d'Évreux

Tome IV : Les situations

Dessins de Jacqueline Vassault

L'Harmattan

Du même auteur
chez le même éditeur

Les monts et autres merveilles.
Une enfance bernayenne en pays d'Ouche, 2019.

Contribution à l'histoire de l'asile d'aliénés d'Évreux.
Tome I : Création de l'établissement, 2018.

Tome II : Les pratiques, 2018.

Tome III : Les comportements, 2021.

5-7, rue de l'Ecole-Polytechnique, 75005 Paris
http://www.editions-harmattan.fr
ISBN : 978-2-336-52825-0
EAN : 9782336528250

Et tous nos hiers n'ont fait qu'éclairer
pour des fous le chemin de la mort poudreuse.

Shakespeare, *Macbeth*

Les hommes sont si nécessairement fous que ce serait être fou
par un autre tour de folie que de n'être pas fou.

Blaise Pascal

CLYSTÈRES

Bien que le sujet de prime abord puisse paraitre scabreux et ne se prête guère à un développement circonstancié, on a utilisé le clystère dans les hôpitaux et les hospices jusqu'à la moitié du XIXe siècle. À Navarre, dans les années qui suivirent l'ouverture de l'asile, on l'utilisait encore pour des soins aux juments.

Le procédé n'était pas neuf. Déjà, au premier siècle de notre ère, Pline l'Ancien rapportait dans son *Histoire naturelle* l'observation suivante :

« Une pratique semblable a été indiquée par un oiseau de cette même Égypte appelé « ibis » : grâce à la courbure de son bec, il se nettoie la partie par laquelle il est si important pour la santé de rendre le trop-plein de nourriture. »

L'oiseau avalant du sable avec ses proies (de petits mollusques) éprouvait la nécessité de se purger en régurgitant l'eau de mer dans son cloaque.

Bien qu'il faille se méfier des propos souvent fantaisistes rapportés par Pline l'Ancien, la pratique du lavement était déjà observée dans l'Antiquité.

Tout le XVIIe siècle usera abondamment du clystère.

Molière a souvent raillé dans ses pièces l'usage immodéré qu'en faisaient les Diafoirus de son époque. L'administration systématique de clystères semblait indiquée pour combattre quasiment tous les maux et demeurait avec la saignée l'unique remède.

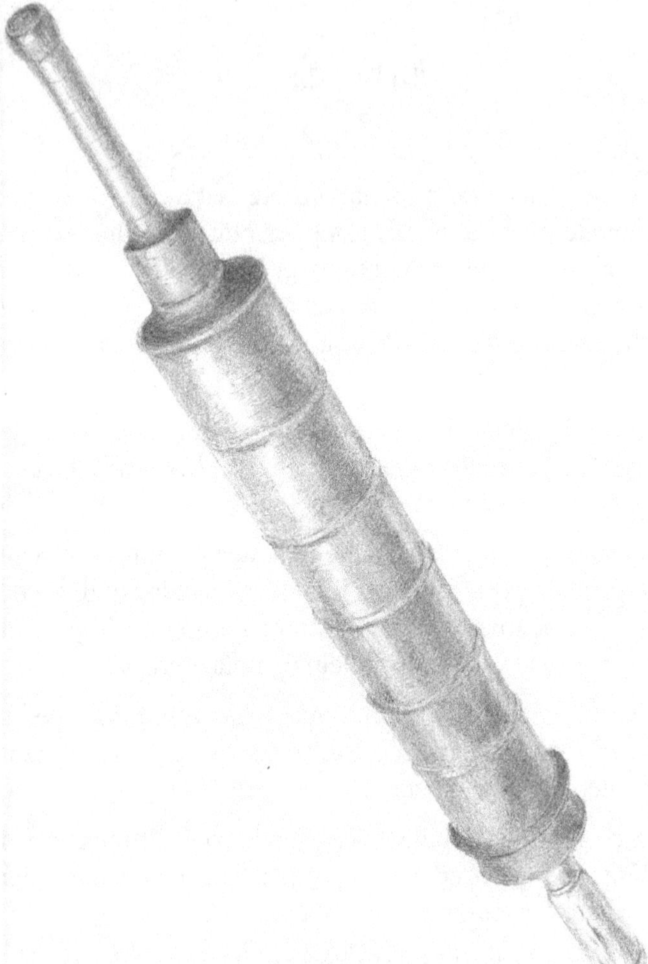

Plus tard les Britanniques utilisèrent un autre procédé pour injecter les liquides dans le rectum : l'*énéma* (sorte de bouillotte en latex suspendue à l'envers à une potence). Il fut par la suite détourné de sa fonction médicale pour devenir l'accessoire d'une sexualité déviante.

En France, on opta plutôt pour le bock émaillé à fontaine murale (contenance 2 litres) assorti d'une canule en ébonite, montée sur une tubulure en caoutchouc. Il ne faut pas chercher bien loin pour retrouver encore aujourd'hui dans la plupart des foyers, parmi les objets remisés, ce vestige d'épisodes peu glorieux.

Puis on adopta la poire à lavement Burnet en caoutchouc à côtes, plus maniable et n'exigeant qu'un minimum de préparatifs.

Si à Navarre les purges furent peu à peu abandonnées (à base de chloral, de tamarin, d'huile de ricin), en revanche on multiplia les lavements évacuateurs à l'eau salée. Il convenait de faire sortir du corps, et par tous les moyens, ce que les Anciens appelaient les *humeurs peccantes*.

Il n'est pas question ici de décrire une situation que tout le monde imagine et qui place le soignant et le soigné dans un égal inconfort.

Ce n'est peut-être pas un hasard si les politiques se sont emparés de l'expression « Passez-moi la rhubarbe, je vous passerai le séné ». C'est un milieu où, dit-on, tout ne sent pas toujours très bon.

GARDENAL T'ES MAL !

Si les spécialités pharmaceutiques font l'objet de contrôle on ne peut plus rigoureux avant leur mise sur le marché, en revanche leurs appellations obéissent le plus souvent à des dénominations des plus fantaisistes.

Ainsi le terme barbiturique (*barba* faisant référence au jour de sainte Barbara où Von Bayer (en 1864) synthétisa le produit en le combinant à de l'acide urique. Ainsi *barba* et *urique* furent retenus pour former barbiturique. En 1924 le laboratoire Winthrop décline successivement le phénobarbital, le véronal, puis le gardénal (qui gardera la terminaison du précédent : garder *nal*. Un chimiste de Rhône-Poulenc suggéra de garder le *nal* de véronal dans le nom à donner à la nouvelle spécialité).

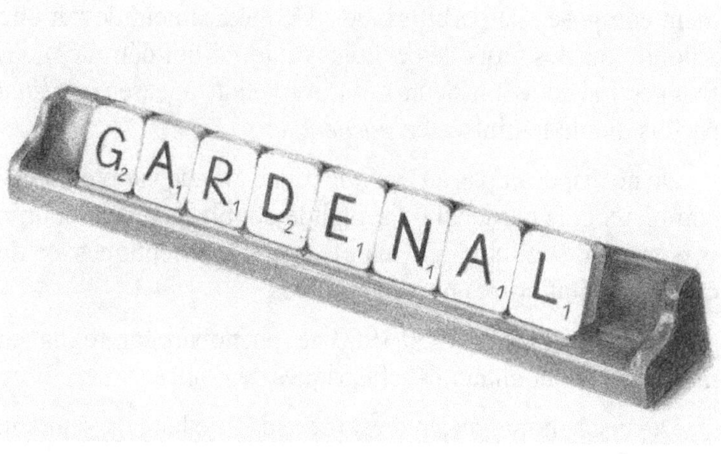

De même les concepteurs du véronal (Von Merling et Emil Fisher) lui attribuèrent ce nom parce que l'un d'eux avait un attachement particulier pour la ville italienne de Vérone.

Je ne m'en tiens qu'aux barbituriques mais si on examinait les spécialités figurant dans le Vidal par exemple, on trouverait une quantité de spécialités relevant d'un semblable mot-valise (de moins en moins cependant, tant les dénominations chimiques des génériques inscrites sur les boîtes de médicaments interdisent toute fantaisie).

À Navarre, dans les années 1940-50, dans les quartiers, les surveillants possédaient dans leur poche une petite boîte métallique contenant des cachets de gardénal, soustraits à la dotation collective et dont ils se réservaient l'administration. Ils en usaient à leur guise pour calmer un malade délirant ou par trop agité que le traitement habituel ne parvenait pas à sédater. En dernier recours on utilisait la forme injectable à 200 mg (stockée elle aussi clandestinement) pour tenter d'annihiler le colosse le plus réfractaire. Encore fallait-il le circonvenir au préalable.

Le grand nombre d'épileptiques sujets aux crises typiques (de type Haut mal) nécessitait une pharmacopée essentiellement composée de barbituriques. Ce médicament devait être redouté. Sur les murs des cellules (aujourd'hui détruites) des femmes, j'ai relevé plusieurs fois l'inscription rageuse : *gardénal* parfois même féminisée en *gardénale.*

On ne disposait pas à l'époque d'une grande variété d'anti-comitiaux et le gardénal présentait le double avantage pour le personnel de réduire les manifestations épileptiques et de calmer l'agitation des plus intraitables.

Dans les années 1950/1960 le phénobarbital régna en maître sur les hôpitaux psychiatriques de France.

Depuis, le nom *gardénal* est passé dans le langage courant. Il est validé et accepté par l'*officiel du scrabble* ce qui prouve, s'il en était besoin, l'indéfectible succès de cette spécialité pharmaceutique.

ASEPSIE

Sur l'un des murs de l'Espace muséal de Navarre figure le portrait archiconnu de Louis Pasteur dans son laboratoire. L'ironie veut que dans la vitrine qui lui fait face, soient exposés des instruments de chirurgie, dont les pinces de Péan (pinces à clamper à bouts plats), création de l'un de ses farouches opposants et contradicteurs dans la controverse portant sur la génération spontanée. En effet, Jules Péan n'a jamais admis les théories de Pasteur sur les microbes. Il ne fut pas le seul.

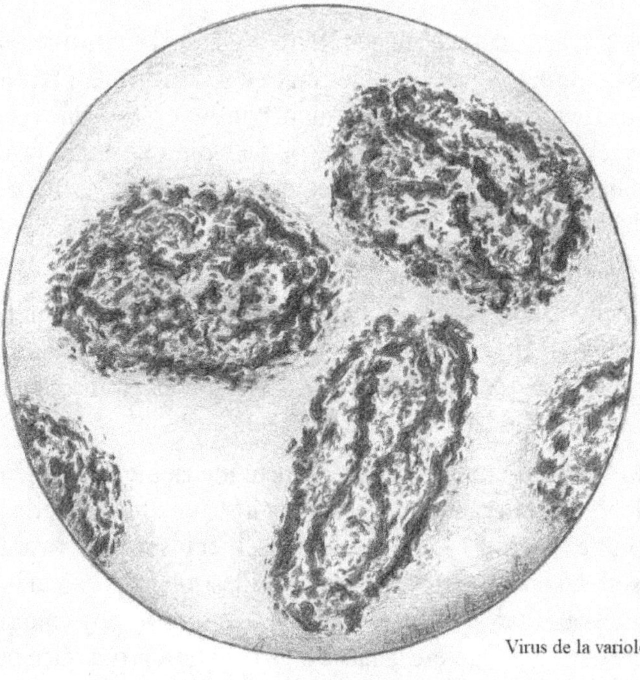

Virus de la variole

Partisan de la génération spontanée, le biologiste Alexandre Archimède Pouchet, ami de Flaubert, n'admit jamais, lui aussi, les théories pourtant avérées de Pasteur et s'acharna à démontrer jusqu'à sa mort l'invalidité de ses travaux.

On a oublié qu'avant d'être couvert d'honneur Pasteur fut en butte à de violentes attaques de la part du corps médical qui l'appelait par dérision le *chimiâtre* et fut sévèrement vilipendé dans une certaine presse, préconisant même de l'enfermer pour un temps à Saint-Anne ou à la Salpêtrière.

Ses découvertes déstabilisaient les chirurgiens de l'époque qui opéraient habituellement en frac et haut de forme. Pasteur avait vite mis en pratique pour lui-même les résultats de ses recherches sur l'asepsie (il ne serrait la main à personne).

Cette longue digression pour introduire le sujet qui nous occupe.

À Navarre, dès les années 1970, Madame L. infirmière DEI dispensait des cours pratiques aux élèves infirmiers (en dépit des médecins-chefs qui préféraient conserver les jeunes élèves dans leurs quartiers, plutôt que de les voir s'absenter pour se former) et mettait particulièrement l'accent sur la nécessité d'observer les règles d'asepsie rigoureuses.

Tous les élèves-infirmiers des années 1970-1990 se souviennent de son extrême rigueur lorsqu'il s'agissait de préparer le matériel en vue d'un soin, fût-il virtuel. Nos moindres manquements aux règles de l'asepsie étaient immédiatement repérés et réprimés.

Le plateau émaillé devait être soigneusement badigeonné d'alcool iodé, avant de recevoir les instruments, les seringues en verre devaient être méticuleusement séchées avant de passer au *poupinel* pour la stérilisation, les sondes en caoutchouc devaient être rincées au sérum physiologique d'une certaine manière à cause de l'irritation provoquée par le formol (on les conservait dans le tube de Desnos).

Nous sommes encore quelques-uns à saluer le souvenir de cette initiatrice, jolie femme à la démarche un peu roide qui, avec les rudiments du métier et les règles d'asepsie, savait élever le soin au niveau du devoir de conscience.

Ce véritable apostolat, exercé sur maintes promotions d'élèves, malgré le dédain affiché des médicaux et les lazzis des vieux surveillants, finit par trouver, par sa persévérance une entière reconnaissance qui lui permit d'établir au sein de l'hôpital l'*Institut de formation en soins infirmiers.*

L'AMOUR FOU

On hésite à flétrir un sentiment aussi universel, mais dans certains cas, nous l'avons constaté dans notre pratique professionnelle, l'amour peut prendre une forme vraiment pathologique.

En effet, nous avons connu nombre d'érotomanes (plutôt des femmes) à des degrés divers : depuis la groupie se satisfaisant d'un prétendu signe de connivence à elle seule destiné de la part de l'être idolâtré, jusqu'au délirant, lui bien barré qui, à la suite de nombreuses rebuffades et de tentatives de contacts infructueux, va se rendre compte que l'être aimé lui échappe et va se venger en convertissant cet amour en haine farouche. Ce délire passionnel peut présenter des risques médico-légaux et conduire à la tentative d'assassinat.

Cette illusion délirante inébranlable d'être aimé par une célébrité ou une personne haut placée : politicien, présentateur de télévision, acteur, chanteur, avocat, etc., va, contre toute attente, produire des comportements insensés, par exemple interpréter les gestes les plus anodins comme des signaux occultes signifiant une secrète complicité.

Le harcèlement augmente à mesure qu'il n'est pas fait réponse aux multiples sollicitations : envoi de courrier fleuve, traques téléphoniques, filatures contraignant la victime à changer ses habitudes, à prévenir la police, voire à changer d'adresse.

On peut constater qu'à la suite de ce dépit amoureux les hommes risquent de passer à l'acte physiquement, tandis que les femmes (et c'est ainsi qu'on les accueille en psychiatrie) vont plutôt décompenser sur un mode dépressif ou tenter de s'autolyser.

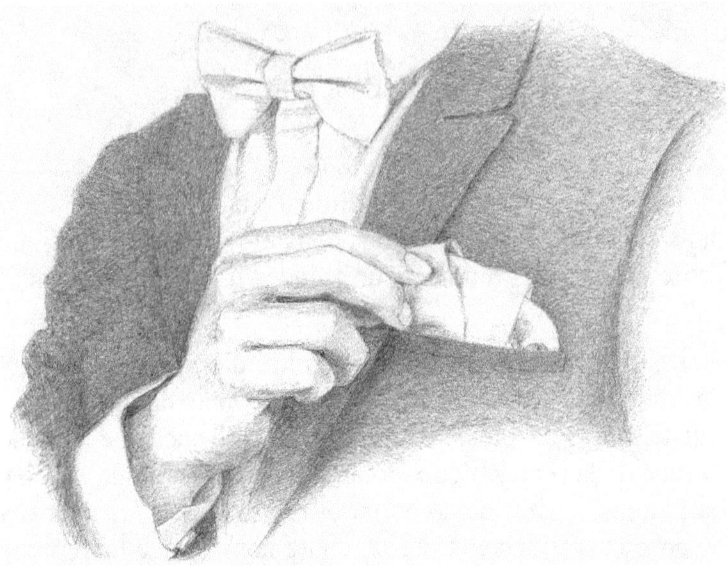

Dans les quartiers, à Navarre, le poste de télévision trônait sur le buffet de la salle commune (avec sa protection en tissu à fleurs qu'on repliait avant la diffusion). Les quelques animateurs et vedettes de l'époque, pourtant guère séduisants d'aspect suscitaient une certaine vénération : que Léon Zitrone par exemple, arbore une nouvelle cravate ou laisse dépasser la pochette de son costume d'une certaine façon, autant d'indices qui vont être interprétés par la délirante comme des signaux codés qui lui sont personnellement adressés.

Gilbert Bécaud et Dalida, par exemple, pour ne parler que de cette époque où j'en fus témoin, suscitèrent à travers le petit écran de fréquents délires passionnés.

Choses vues : cette groupie poursuivant Charlton Eston dans tous ses déplacements. Je la revois assise dans le hall de l'Hôtel Royal à Deauville guettant son idole et attendant le moindre signe de connivence de l'acteur en sa direction. En vain bien sûr.

Aujourd'hui encore de nombreux *people* sont régulièrement assiégés par des érotomanes au point de vivre sous la protection permanente d'un garde du corps.

Parmi les victimes de ces harcèlements, à des degrés divers, on peut citer, entre autres, Stéphanie de Monaco, Jodie Foster, Mylène Farmer, John Lennon, etc.

L'illusion d'être aimé est souvent le substratum même de la relation amoureuse.

La formule de Jacques Lacan définissant l'amour : « c'est donner ce que l'on n'a pas à quelqu'un qui n'en veut pas » trouve ici toute sa pertinence.

Les vitraux de la chapelle

Nous ne saurons jamais hélas ce que représentaient les tout premiers vitraux réalisés par les ateliers du peintre verrier Duhamel-Marette pour la chapelle de l'asile. L'installation, défectueuse, ne résista pas à l'ouragan survenu lors de l'hiver 1867-1868.

Curieusement orienté au nord, le chevet de la chapelle était particulièrement exposé aux intempéries.

Aussi, les vitraux furent remplacés quelques années plus tard (ceux que nous voyons aujourd'hui), et conçus dans l'atelier de Duhamel-Marette, par son successeur, le peintre verrier, Maurice Muraire (mort au front en 1914).

À raison de quatre médaillons par vitrail, figurent dans un style saint-sulpicien les douze apôtres. Une inscription sur chaque auréole permet leur identification. Et cela est bien nécessaire car leurs attributs n'évoquent plus rien aux jeunes générations (à part peut-être saint Pierre et ses clefs, et saint Jacques et son bourdon de pèlerin).

Certes les coloris n'ont pas la profondeur du *jaune d'Évreux* ni du *bleu de Chartres*. Mais quand une douce lumière vient caresser les verrières au matin, on se sent envahi malgré soi par une étrange harmonie.

De très nombreux vitraux sont sortis de l'atelier de Duhamel-Marette, situé 1 place Saint-Taurin à Évreux. Louis Gustave Duhamel ayant épousé la fille de Jean-Gabriel Marette poursuivit l'œuvre avec son beau-père et développa considérablement son industrie dans les années 1860.

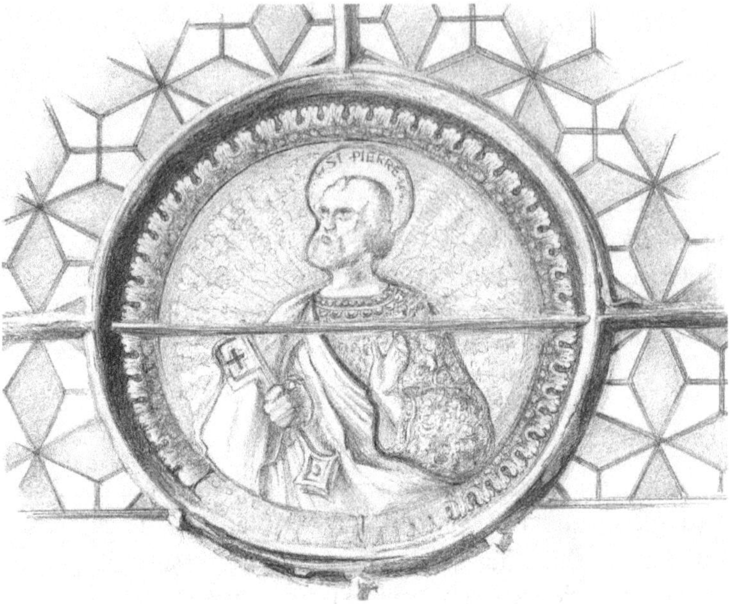

L'atelier comptait une vingtaine d'ouvriers spécialisés. Les plus artistes composaient les cartons en calculant chacune des parties du dessin et de la peinture qui devaient s'encastrer dans la mise en plomb. D'autres découpaient des plaques de verre selon la silhouette des personnages et leurs ornements. Ensuite le verre passait au feu pour la vitrification des couleurs. Puis on effectuait l'encadrement de la verrière.

Véritables artisans du renouveau de l'art du vitrail en Normandie dans le style historié et en grisaille, ces maîtres verriers[1] sont à l'origine de la plupart des restaurations des églises, chapelles, oratoires et maisons privées de la région. Leur réputation s'étendit rapidement à toute la France, puis à l'étranger.

[1] Auteurs de nombreuses scènes bibliques et historiques dans le goût de la Renaissance, citons quelques-unes de leurs plus belles réalisations : les 51 verrières de l'église Saint-Martin de Villers sur mer, les 29 verrières de Notre Dame de Bayeux, les 16 verrières de Notre Dame du Havre.

Dans cette chapelle figure une statue représentant Louis Marie Grignon de Montfort, fondateur de la communauté des sœurs de la Sagesse, qui administrèrent l'asile à ses débuts.

On pourrait y ajouter pour faire bonne mesure la statue de saint Mathurin qui, dit-on, exorcisait les fous au Moyen Âge (notamment la fille de l'empereur Maximien, au IVe siècle) et dont la statue de pierre se trouve au *musée Flaubert et de la médecine* à Rouen.

LE VIN À L'ASILE

Alors qu'au début du vingtième siècle, l'alcoolisme était l'une des premières causes d'hospitalisation à Navarre, il est surprenant de constater que l'on commandait annuellement des volumes considérables de vin.

À l'ouverture de l'asile, le souci premier fut de s'attacher les services d'un sommelier (avant même l'embauche du personnel soignant). Ensuite plusieurs sommeliers se succédèrent (ils ne restaient pas très longtemps en poste) souvent renvoyés pour « inconduite et indélicatesse ».

Les caves se trouvaient dans le sous-sol du bâtiment de la communauté des sœurs, où s'alignaient (déjà en 1868) 25 tonneaux de 40 hectolitres chacun et des brocs à chai, cerclés de métal, de différentes contenance (6,8,10 litres) pour assurer la distribution dans les services. Si l'on se réfère, par exemple, aux rapports semestriels des dépenses, pour l'exercice de l'année 1900, il rentrait environ 24.000 litres de vin rouge, 225 litres d'échantillons de vins fins, 574 litres de vin blanc[2]. Ces quantités furent constantes jusqu'au début du vingtième siècle. Un sommelier était encore en poste en 1930.

En 1890, la ration journalière réglementaire de vin s'établissait de la façon suivante : 0, 60 l pour les hommes, 0,50 l pour les femmes et n'était autorisée que pour les pensionnaires de classe exceptionnelle, des deux premières classes, pour les employés et les sœurs.

Le vin rouge fut longtemps prescrit comme remède par les médecins de l'asile, notamment en cas d'anémie, de manière à soutenir l'état général des malades. Pendant l'épidémie

---

[2] Il est fait état pour le culte de l'achat de 225 litres de vin blanc et de 16 litres de vin blanc de second choix (comptes 1889).

d'influenza (1889), tous eurent droit, patients et personnel, à une ration quotidienne de vin rouge. Avant l'adduction d'eau, il était plus sain de boire du vin que de l'eau des citernes souterraines.

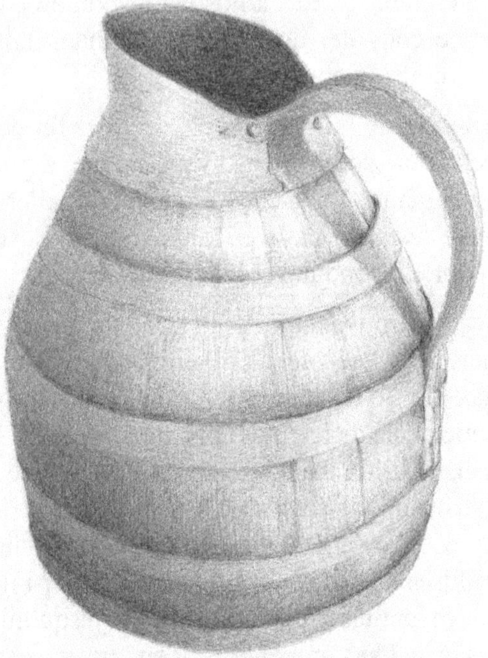

Le docteur Daniel Brunet (médecin directeur de 1880 à 1897) insiste sur « la nécessité de la distribution d'un grand nombre de rations supplémentaires, pour soutenir les forces des malades et convalescents [...] J'accorde des rations supplémentaires de vin à tous les aliénés qui en ont besoin ».

En 1949, l'alcoolisme du personnel est tel que le Docteur Prince, directeur et médecin-chef demande au ministère de l'Intérieur une enquête dans l'hôpital psychiatrique de Navarre.

Dans un même temps, un réseau d'approvisionnement clandestin établi par certains malades chroniques fonctionnait à merveille parfois même avec la complicité des surveillants. Des débits de boisson étaient peu éloignés de l'hôpital et nombre de malades *chroniques* s'y ravitaillaient grâce à leur pécule.

Les médecins-chefs, à cette époque, choisissaient leurs domestiques parmi les malades. L'un d'entre eux, monsieur C. profitait régulièrement des absences du « patron » pour s'arsouiller. Nous le récupérions, cuvant son vin dans un fossé, non loin du domicile de son employeur.

La longue histoire que l'hôpital de Navarre a entretenue avec le vin, à la fois édifiante et délétère, reste à écrire. Ne fut-il pas longtemps pour beaucoup de patients le seul « breuvage de la consolation » ?

TRIPS

Dans les années qui suivirent les évènements de Mai 68, on dut faire face dans les services d'admission à l'afflux d'une clientèle à la symptomatologie particulière.

De jeunes hommes (et femmes) furent rapatriés précipitamment en France, le plus souvent, à l'initiative des consulats du Maroc, de Hollande, et plus rarement d'Inde ou du Népal, à la suite de bouffées délirantes ou de confusion mentale provoquées chez les jeunes par la consommation excessive de substances psychotropes.

On a peine à imaginer aujourd'hui l'exode de tous ces adolescents, quittant un foyer confortable pour se rendre, à leurs risques et périls, dans des contrées inhospitalières et insalubres telles que Calcutta, ou Katmandou par exemple.

Influencés par la contre-culture américaine et le mouvement hippie, bien des jeunes Français se sentaient attirés par l'expérimentation des drogues.

Pèlerinage d'un nouveau genre, des cohortes de fils de famille aisés, s'élançaient sur les routes périlleuses et atteignaient en minibus Volkswagen d'occasion ou à la faveur d'auto-stop aléatoire, des destinations les plus lointaines, là où les produits stupéfiants étaient supposés faciles d'accès.

Avec, dans leur sac à dos, en guise de viatique, le *chilom* (pipe à hachich), ils parcouraient des distances considérables pour obtenir les substances convoitées.

Parmi les drogues psychoactives que l'on pouvait facilement se procurer (mescaline, hachisch souvent frelaté, héroïne), il en était une, particulièrement toxique, aux conséquences redoutables, le LSD 25. Quelques microgrammes du produit sur un papier buvard, de la dimension d'un timbre-poste, cela suffisait pour quitter instantanément le réel et plonger dans un trip psychédélique.

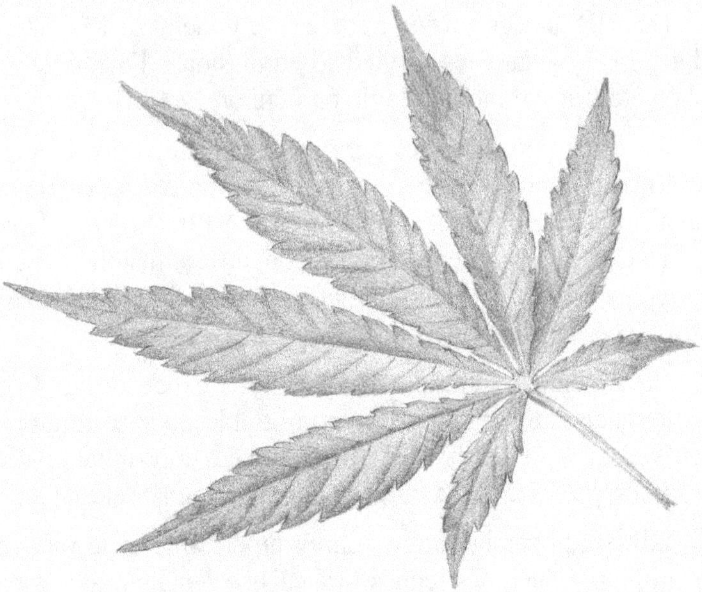

Les hallucinations auditives avaient une telle puissance d'injonction qu'il était nécessaire qu'une tierce personne assiste le drogué pendant la séance de peur que celui-ci n'attente à sa vie.

À Navarre nous recevions plutôt des consommateurs de shit, du Maroc, de Croatie, de Belgique. Les plus accros aux drogues dures, type héroïne et L.S.D., avaient plutôt recours aux structures spécialisées (il en existait peu), comme notamment la célèbre clinique du Docteur Olievenstein à Marmottan, qui ne désemplissait pas.

Mis en chambre d'isolement à leur arrivée, souvent confus et obnubilés, ils présentaient des tableaux faisant craindre aux parents une détérioration irréversible des capacités mentales de leurs ados. Il n'en était rien. En quelques jours la plupart d'entre eux retrouvaient une lucidité intacte et… attendaient de ressortir de l'hôpital pour se livrer à nouveau à leur addiction.

C'est pourtant sous prétexte de développement personnel et d'accomplissement que de nombreux soixante-huitards eurent recours aux produits stupéfiants. Les effets furent désastreux. Ce qui autorise ce mauvais jeu de mots : la came isole !

La primauté du religieux à Navarre

« Auprès des femmes, les religieuses valent mieux que les gardiennes laïques, leur en imposent davantage et mettent plus de sévérité dans leur surveillance ; mais là comme ailleurs, il est nécessaire qu'elles obéissent à une impulsion supérieure éclairée par la science. » Guillaume Ferrus pose le cadre dès 1839.

Avant même que ne fussent achevées les constructions des locaux destinés à recevoir les malades, un imposant bâtiment de 3 étages fermant la perspective de l'asile était, lui, parfaitement établi : le bâtiment des sœurs.

Comme il était de coutume dans les hôpitaux à cette époque, la direction fit appel à une communauté religieuse, basée en Vendée (à Saint-Laurent-sur-Sèvre) pour organiser et préparer l'encadrement des *préposées servantes* (gardiennes) et gérer les quartiers des femmes.

La congrégation dite des Filles de la Sagesse (fondée par Louis-Marie Grignon de Montfort, canonisé en 1947) administra sans partage les services des femmes pendant plus d'un siècle.

Conformément à un traité établi par le directeur-médecin et approuvé par le préfet, les sœurs hospitalières sont placées sous son autorité tant au « rapport temporel qu'au service médical ».

C'est donc dès l'ouverture de l'hôpital que les *préposées servantes* et les gardiens sont placés sous les ordres des sœurs (seize converses). Elles supervisent, outre les soins aux malades (sans formation spécifique cependant), les cuisines, la lingerie, le vestiaire, la pharmacie, la buanderie, les écritures, les différents ateliers, même les services économiques (par délégation de l'économe). La mère supérieure exerce sur le quartier des femmes un véritable magistère. Son autorité, tant canonique qu'administrative, l'amène souvent à outrepasser son rôle et à prendre des décisions qui incombent au directeur-médecin.

La chapelle, située au centre de l'établissement, traduit bien à cette époque l'intention d'affirmer la primauté du religieux au cœur de l'hôpital.

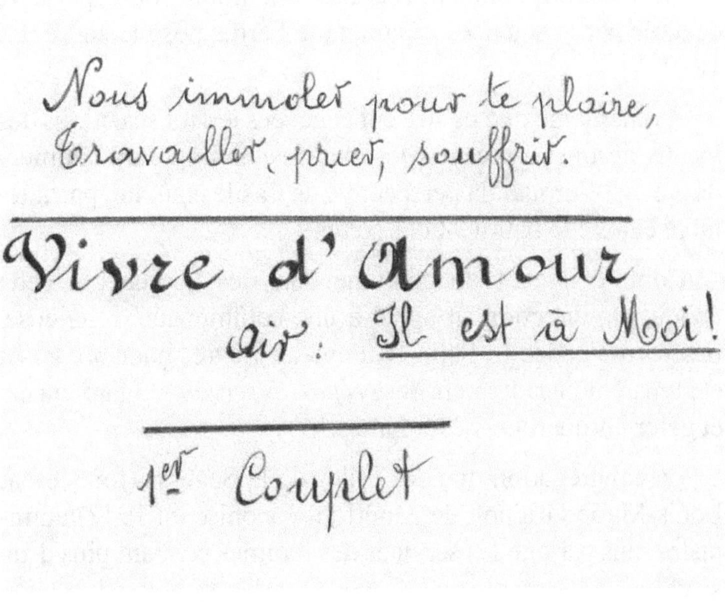
Nous immoler pour te plaire,
Travailler, prier, souffrir.

Vivre d'Amour
Air : Il est à Moi !

1er Couplet

Les sœurs s'y rendaient plusieurs fois par jour pour faire leurs dévotions, accompagnées ou non de certaines patientes. La journée était rythmée par tout un rituel de prières, d'oraisons, de cantiques. Certains s'en offusquaient : « le service reste souvent en souffrance à cause de nombreux exercices de piété et de pratiques de dévotions multipliées auxquelles les religieuses sont assujetties ».

L'aumônier possédait son logement à l'intérieur de l'asile et était rémunéré par celui-ci.

Les fêtes carillonnées étaient concélébrées dans la chapelle, parfois en présence de l'évêque d'Évreux (fête de l'Assomption notamment).

Quant à la messe du dimanche, celle-ci était suivie par une exécution de la fanfare de l'asile.

Au début des années 1970, les Filles de la Sagesse abandonnent l'habit (robe grise et cornette blanche). Quelques années plus tard, les cinq dernières sœurs prirent leur retraite. Leurs aînées, privées de pension malgré de nombreuses années d'état de services, étaient contraintes, à leur départ, de rallier leur congrégation vendéenne. Par la suite, leur situation fut aménagée : au cas où une sœur n'était pas maintenue dans l'établissement pour diverses raisons, il lui était alloué par l'administration hospitalière une indemnité de *reposance* correspondant à un salaire annuel (arrêté du 14 août 1964).

C'est Désiré Magloire Bourneville, médecin anticlérical natif des environs d'Évreux (Garancières) qui, indigné par l'emprise des religieuses sur les malades et les personnels, fondit en 1907 la première école d'infirmières laïques, à la Salpêtrière puis à Saint-Anne.

Un dernier détail qui montre l'omnipotence du pouvoir clérical à cette époque. Le premier médecin directeur de l'asile, le docteur Alphonse Védie, excédé par la goinfrerie d'une sœur affectée aux cuisines, qui consommait par excès de gourmandise des aliments destinés aux malades, réclama son renvoi auprès de la préfecture. Selon le médecin directeur, la fonction de religieuse ne pouvait être compatible avec un péché de gourmandise aussi manifeste. N'ayant pas obtenu satisfaction et désappointé par cette nouvelle rebuffade de la part du préfet avec lequel il était en délicatesse, le docteur Védie demanda sa mutation (et l'obtint) pour l'asile d'aliénés de l'Orne à Alençon, en janvier 1873.

La valise

Infirmiers psychiatriques de secteurs, il nous appartenait jadis d'aller chercher dans les commissariats des communes avoisinantes des malades, souvent passablement excités, sous le coup d'un placement d'office, et retenus en l'attente de notre venue, dans les locaux de la police.

Arrachés brutalement à nos occupations dans les services, nous avions comme premier mouvement de nous procurer « la valise » avant de nous embarquer pour les confins du département avec le chauffeur de l'établissement, au demeurant peu rassuré. Nous étions deux infirmiers à qui échouait la mission de ramener le malade à l'hôpital.

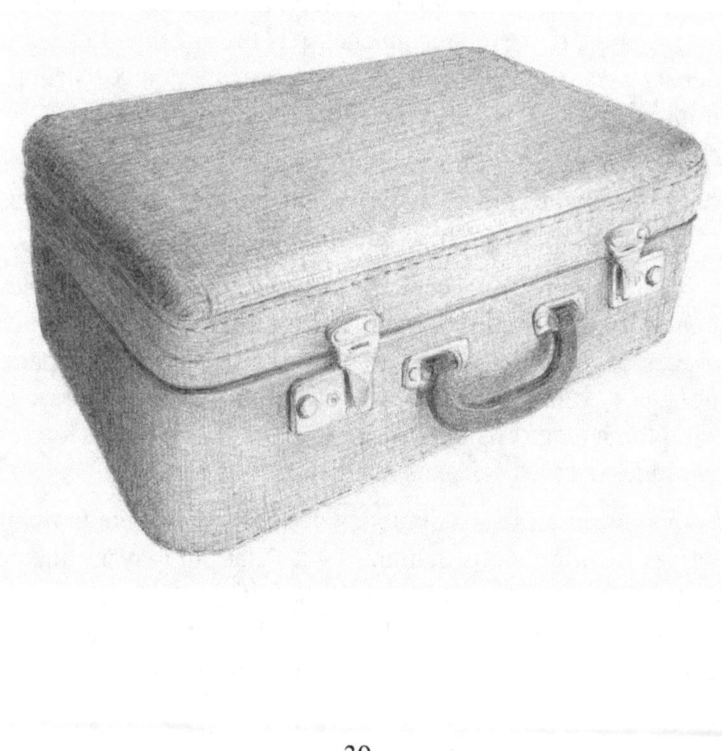

Il ne fallait surtout pas oublier « la valise », détenue au standard.

Ce n'était pas un bagage ordinaire. Bien peu évocateur de tourisme et de destinations exotiques, malgré son allure un peu cabossée, sa poignée de cuir vieilli et ses deux fermoirs métalliques (qui ne fermaient jamais vraiment). Cette valise contenait des ceintures de contentions en cuir, susceptibles d'être utilisées dans l'éventualité d'un transfert difficile.

Nous l'utilisions peu, préférant la négociation au corps à corps, mais l'on sait qu'il ne sert à rien de tenter de raisonner un homme ivre et nous avions parfois recours dans ce cas précis au contenu de la valise.

Un pugilat s'ébauchait parfois et prenait fin quand on parvenait à glisser les chevilles de l'individu dans les bracelets de cuir.

Les policiers, se gardant d'intervenir, nous considéraient, goguenards, derrière leur guichet, pas mécontents de se voir débarrassés d'un client encombrant, bruyant et aux réactions imprévisibles.

Nous regagnions l'hôpital sans tarder, redoutant les bourrades de notre client coincé sur la banquette arrière et que nous maintenions assis tant bien que mal entre nous deux.

Ce désagrément présentait cependant un avantage pour les jeunes infirmiers que nous étions : constater dans leurs formes aigües les manifestations psychotiques et les délires paranoïaques avant même que les traitements n'en aient abrasé la symptomatologie. Nous retrouvions point pour point les formes cliniques décrites dans nos manuels.

Nous sommes sans doute les derniers à avoir été témoins de ces manifestations délirantes « à l'état pur » avant que ne soit administré leur traitement spécifique, et nous nous souvenons encore aujourd'hui de la richesse thématique de certaines psychoses et de la variété de leurs expressions.

C'est le SAMU qui désormais se charge de ces transferts jusqu'au CAC. Pressés de sédater au plus vite l'agitation des patients, les urgentistes (très efficaces par ailleurs) risquent de masquer d'emblée la symptomatologie du patient, rendant, de ce fait, plus malaisée l'identification précise des affections mentales.

JALOUSIE

Derrière ce doux vocable, évoquant des volets mi-clos laissant filtrer la lumière, se cache une redoutable obsession pouvant aller jusqu'à l'homicide : le délire de jalousie. Ce moyen d'épier sans être vu fait de cet aménagement charmant l'emblème d'une pathologie particulièrement morbide.

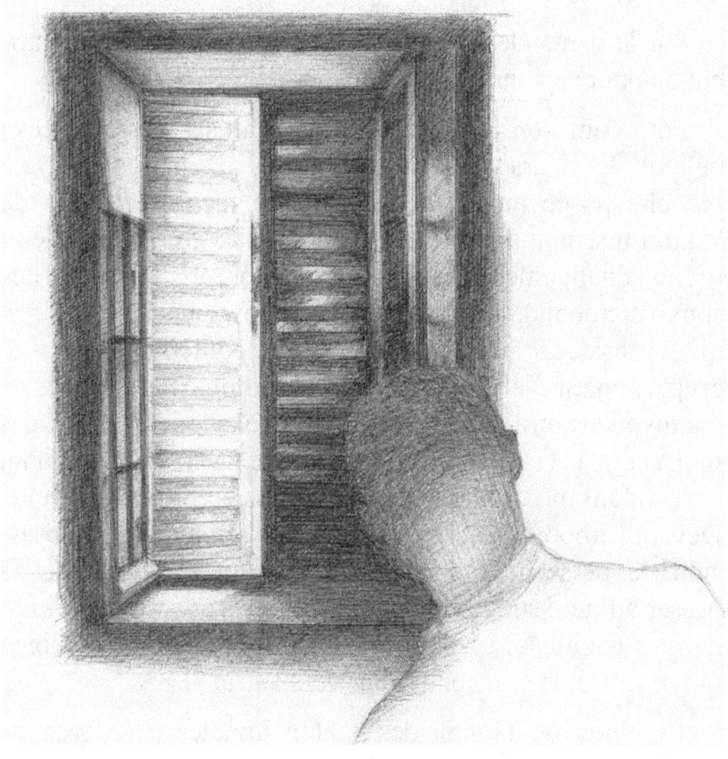

Nous avons connu quelques patients, le plus souvent provenant d'un centre de détention et admis à Navarre en placement d'office, sous le code de procédure pénale D398.

Leur hospitalisation était généralement de longue durée, car ni le temps, ni l'éloignement n'entamaient leur idée fixe.

Tous avaient une conviction inébranlable (presque toujours erronée) de l'infidélité de leur compagne. Ils étaient persuadés, contre toute vraisemblance, que celle-ci les trompait en tentant de leur dissimuler leur relation extra-conjugale par un jeu subtil de stratagèmes.

C'est un véritable interrogatoire en règle que devait subir quotidiennement la malheureuse épouse, devant justifier de son emploi du temps, de ses tenues, de ses relations, de ses faits et gestes.

Sur la demande du mari les enfants étaient mis à contribution pour espionner leur mère.

Pour conforter leur paranoïa tout était signes et indices : un pot de fleurs déplacé sur l'appui de la fenêtre, une branche posée au sol d'une certaine façon, un coup de klaxon insistant à proximité du domicile, un rideau à demi tiré, un changement vestimentaire (y compris l'examen des sous-vêtements), un léger contretemps dans les horaires, des lettres décachetées soupçonnées de contenir un message crypté, autant d'éléments interprétés comme des preuves de connivence entre sa partenaire et le rival supposé. Au fil des mois, cette surveillance rapprochée s'exacerbait, prenait un aspect délirant, et obsessionnel de plus en plus despotique. Devant l'impossibilité de matérialiser l'objet de son obsession, le persécuteur ne trouvait d'autre solution que de passer à l'acte sur son épouse. Comme le précise Henri Ey, dans cette situation : « Le sentiment d'être frustré d'un bien qui se retire de vous pour aller vers autrui ».

Combien de féminicides sont à imputer à ce type de psychose passionnelle ?

Où l'on constate une fois de plus que ce n'est pas le doute qui tue, mais la certitude.

Il existe une formule courante : « apporter un soin jaloux », ce qui signifie : être très attentif à l'objet de ses passions. Soin jaloux, oui, mais pas trop !

LE PENSIONNAT

La configuration des bâtiments de l'asile ne fut pas toujours le quadrilatère à la symétrie parfaite tel que le représentent les photos aériennes des années 1950.

Lors de l'ouverture de l'asile, l'ensemble se présentait en forme de fer à cheval. La partie sud-ouest n'étant pas construite, restait béante, et selon le Docteur Daniel Brunet, médecin-directeur de l'époque, favorisait les évasions.

En outre, cette construction permettait de « diminuer les courants d'air qui sont très intenses dans les cours intérieures ».

C'est donc 25 ans après l'ouverture de l'hôpital qu'on entreprit de clore totalement l'asile en raccordant les bâtiments latéraux sans nuire à l'harmonie de l'ensemble, et d'y établir un pensionnat baptisé maison de santé de Navarre. Les familles des patients devaient fournir un trousseau complet à l'admission ainsi que 4 paires de draps.

C'est l'occasion ici d'évoquer un sujet rarement traité.

Il convenait, dans la tarification du prix de journée, de distinguer les indigents (première et deuxième classes) dont l'hospitalisation était financée par l'État ou le département, des autres (troisième et quatrième classes) dont le séjour était à la charge des familles « souvent mauvais payeurs » déplore le Docteur Charles Bessière.

Une classe exceptionnelle était réservée aux personnes nanties qui pouvaient, dans certains cas, se faire assister de leur domestique particulier. Un marquis occupa un certain temps avec ses serviteurs le petit local qui fait face au standard actuel, et qui servira plus tard de résidence pour les aumôniers.

Du régime alimentaire jusqu'à la dimension des cierges auxquels avaient droit les défunts lors de la cérémonie d'inhumation, de la ration journalière de vin à la qualité du cercueil (bois de caisse, peuplier ou chêne) tout était codifié en fonction de la classe à laquelle appartenait l'aliéné.

On aime à penser que les aliénistes de l'époque, ne tenaient pas compte des ressources financières des patients qu'ils avaient à traiter et faisaient preuve avec une égale efficience dans leur pratique envers les indigents et les nantis.

L'Administration de l'époque n'eut guère de chance dans le choix successif de ses receveurs percepteurs. Arthur Mether, premier receveur économe de l'asile, entré le 4 novembre 1866, fut renvoyé en avril 1872 pour « inaptitude », en réalité il s'accaparait les biens des patients et s'arrangeait en sous-main avec les fournisseurs. La presse s'en fit l'écho, notamment dans *Le Courrier de l'Eure*.

En 1911 un second économe de l'asile, nommé Regimbart, arrêté pour vol, fit la une du journal *Ouest-Eclair*. Il dérobait des objets à l'administration de l'asile. La police découvrit dans son logement d'Acquigny une caverne d'Ali Baba.

Nous tairons les noms des fonctionnaires peu scrupuleux qui se succédèrent à Navarre au poste d'économe. C'est à croire que cette fonction incline davantage à la vénalité qu'à l'équité.

LES DOUAIRES

L'asile départemental de Navarre a longtemps entretenu d'étroites relations avec les Douaires de Gaillon. Les Douaires furent une institution pénitentiaire propre à incarcérer des mineurs criminels (de 12 à 18 ans) ou ayant commis de graves délits. Véritable maison de correction fonctionnant de 1870 à 1908 sur le mode d'une colonie agricole, il y régnait une discipline de fer. Les gamins, levés dès 5 heures du matin, étaient conduits dans les champs au pas cadencé, et devaient, de gré ou de force, participer aux travaux des champs.

En moyenne, 300 à 500 pupilles étaient détenus aux Douaires de Gaillon jusqu'à leur majorité. Après quoi, ils devaient s'engager dans l'armée (artillerie) ou, dans le meilleur des cas, être dirigés vers des familles d'accueil. D'autres, aliénés, étaient transférés de Gaillon à l'asile d'Évreux en attendant que, pour certains d'entre eux, le domicile de secours fût reconnu. On imagine que nombre d'indigents, à défaut de recherches de filiation par l'administration aboutissaient, et pour longtemps, directement à l'asile.

Deux médecins adjoints de l'asile de Navarre, successivement le docteur Auguste Marie (1891-1892) puis Auguste Vigouroux (1892-1897) furent les instigateurs du placement en famille d'accueil. Alternative à l'hospitalisation pour les malades mentaux dits « tranquilles », le placement en foyer d'accueil connut un développement considérable. Par ailleurs tous deux quittèrent Navarre pour établir et diriger une colonie féminine à Dun-sur-Auron (Cher).

Aujourd'hui, ce sont plus d'une centaine de familles d'accueil thérapeutiques qui n'hébergent pas moins de deux cents malades mentaux dans le petit village berrichon.

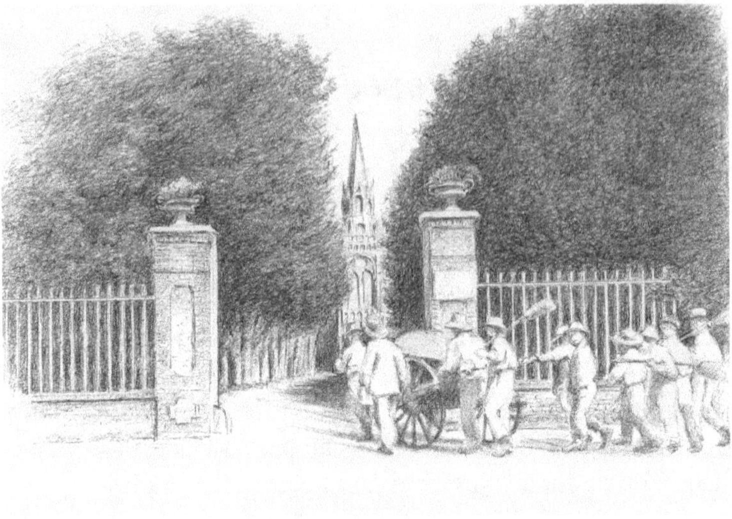

Non loin de là, à 50 km, la commune d'Ainay-le-Château (Allier) a adopté le même type d'hébergement avec la prise en charge de patients dans un cadre familial.

Dans ces localités enclavées, où les ressources en emplois demeurent rares (la fabrication du fromage de chèvre n'offre que des débouchés limités) la venue en nombre de ces résidents particuliers a stimulé l'économie locale et offert, par le biais de ce type d'hébergement, une autre façon de considérer le malade mental.

Inséré dans le village, retrouvant un rôle social à sa mesure, le malade peut enfin s'épanouir hors de l'institution.

Même si le service est rémunéré, accueillir des handicapés mentaux chez soi, témoigne d'une ouverture d'esprit et d'une bienveillance que l'on aimerait peut-être voir s'exprimer davantage dans l'institution.

De la plomberie

Il existait dans les ateliers de l'hôpital psychiatrique de Navarre un poste dont la fonction, dépréciée, était cependant d'une utilité majeure pour le bon fonctionnement de l'institution : plombier.

La fréquentation de lieux souillés, le travail en sous-sol, le débouchage des WC, le colmatage de fuites dans une atmosphère saturée d'humidité, la reptation à genoux vers des zones souvent peu accessibles, obscures et salissantes, rien ne semblait susciter l'attrait pour un métier d'apparence aussi ingrat.

À l'origine, l'installation et les branchements des canalisations, exclusivement en plomb, relevaient d'un savoir-faire bien particulier et réclamaient un outillage spécifique.

Cette activité nécessitait des instruments singuliers dont la forme intrigue aujourd'hui encore les visiteurs de l'Espace muséal où ils sont conservés. Notamment un chapelet garnit de grosses billes de buis que l'on introduisait dans le tuyau de plomb afin de le couder lentement sous l'effet de la chaleur d'une lampe à souder. Des formes en buis de différents calibres pour façonner les tuyaux, des colliers battus, des débondoirs, tout un outillage qui nous parait aujourd'hui insolite ; par la suite, avec l'adduction d'eau potable, on remplaça progressivement les canalisations en plomb par des tuyaux de cuivre.

On a peine à se représenter l'importance de l'équipement sanitaire d'un hôpital comme celui de Navarre : la quantité de baignoires, d'éviers, de lavabos, de pédiluves, de bassins d'hydrothérapie, de réservoirs de buanderie, de lave-bottes, de douches collectives, etc. Le plombier devait assurer souvent seul la maintenance de tous ces réceptacles.

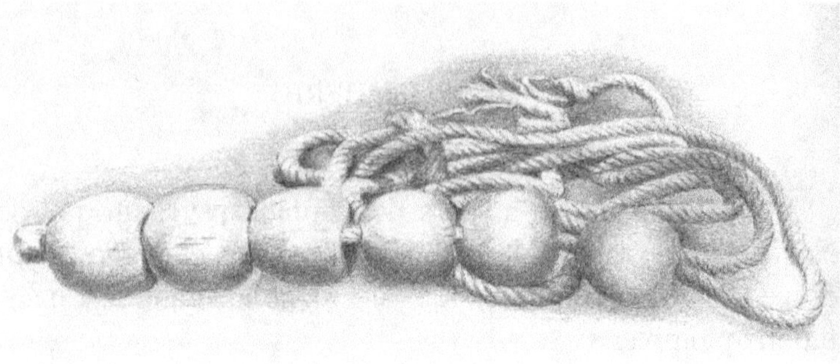

Mais l'essentiel de ses prestations se cantonnait au débouchage des WC, souvent obstrués par des patients perturbés se délestant dans les cuvettes d'objets les plus improbables : textiles, lunettes, miroirs de poche, stylos, portefeuilles, flacons en plastique, canettes, épluchures, etc. Ces avaries quasi quotidiennes le mobilisaient à tout moment.

On le voyait souvent dans la cour de l'hôpital, pédalant gaillardement sur sa bicyclette, la ventouse sur l'épaule, se rendant au plus vite dans le service où il était réclamé. Sur le porte-bagage, une boîte contenant « le furet » (longue tige métallique) destiné à déboucher les conduits les plus récalcitrants.

Puis, le travail accompli, il réapparaissait, bicyclette à la main, brandissant sa ventouse avec un petit air vainqueur.

LES TRANSMISSIONS

Il existe dans tous les services hospitaliers un moment où le personnel soignant se réunit brièvement (l'équipe sur place et celle qui la relève) pour échanger des informations sur le suivi des malades. On appelle cela les transmissions.

Chacun sait que, dans la communication orale, entre l'émetteur et le récepteur s'interposent à notre insu une multitude de filtres qui vont entraîner une certaine distorsion du message. La parole de l'autre n'est jamais perçue dans son intégralité. Elle dépend de la qualité de l'attention de l'interlocuteur, souvent volatile et parasitée par une multitude de stimuli.

En tant que surveillant d'une unité de service, pendant de nombreuses années je me suis trouvé au carrefour de ce *briefing* quotidien et j'ai pu constater à quel point l'attention des personnels était fluente et dérivait vite vers des préoccupations plus personnelles.

On a peu documenté un phénomène pourtant coutumier dans l'administration hospitalière. Pour le personnel, l'établissement présentait à l'époque un lieu favorable aux rencontres sentimentales. Les couples se formaient naturellement dans les équipes. Presque chaque soignant avait, ou avait eu une aventure avec l'un ou l'une de ses collègues dans le coudoiement des services et à la faveur des relations de travail. Il en résultait une tension latente peu propice à l'écoute attentive et bienveillante.

Il s'en fallait de peu que ces échanges ne tournassent parfois au psychodrame.

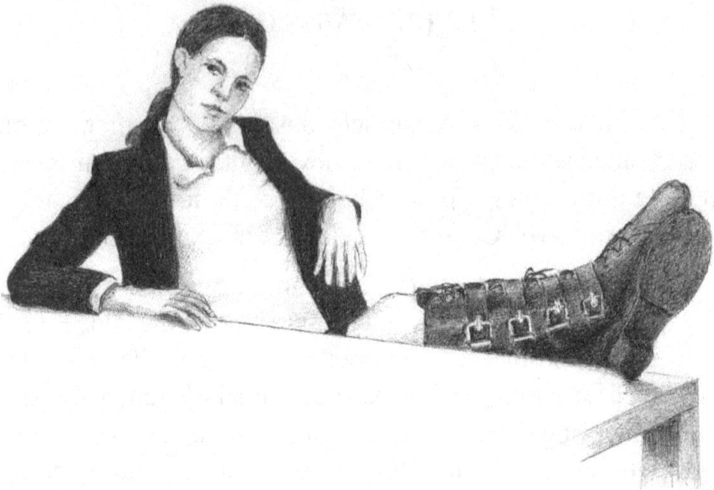

Quelques ressentiments envers une ancienne liaison, un différent d'ordre privé s'invitaient parfois dans ces débats professionnels. Tel ou telle choisissant le moment des transmissions pour régler leurs différends en public.

Un jour, une infirmière assise à mes côtés durant ces transmissions balança soudainement sous mon nez, sur le bureau, ses deux pieds chaussés de bottes *Punk*. Elle n'avait pas trouvé d'autre ressource pour interrompre mon discours qui l'excédait sans doute, que cette provocation puérile.

J'ai côtoyé bon nombre d'infirmières dans ma carrière. Si certaines faisaient preuve d'une grande ouverture d'esprit et de bienveillance, d'autres au contraire, campées sur leurs certitudes, n'acceptaient aucune remise en question de leur pratique.

Un médecin psychiatre s'en amusait : « Elles portent des Perfecto et des Santiag mais elles ont encore des crinolines dans la tête ».

Rétropédalage

Avant de devenir essentiellement un instrument de loisir, comme on le constate aujourd'hui, la bicyclette fut dans le passé, un moyen de déplacement indispensable pour les employés demeurant éloignés de leur travail.

C'est ainsi qu'au matin on voyait confluer aux portes de l'hôpital des cohortes de cyclistes, pressés de prendre leur service, se disputant une place dans l'imposant garage à vélos situé derrière l'ancien économat.

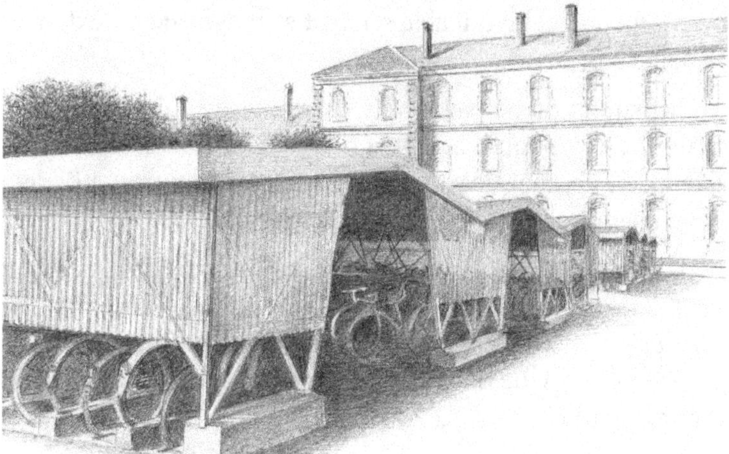

Dans les années cinquante, les hangars à vélos de l'hôpital psychiatrique ne contenaient pas moins d'une centaine de *bécanes* (comme on les nommait alors) souvent déglinguées maintes fois repeintes dans des tons bigarrés, ayant souvent perdu leur aspect d'origine. Pour la plupart démunis de braquet et de freins sûrs, ces vélos ne devaient leur progression qu'à un pédalage vigoureux.

Si certains membres du personnel venaient de localités proches : Navarre, Gravigny, Arnières-sur-Iton, la Ferrière au-Clocher, etc., d'autres n'hésitaient pas à parcourir quotidiennement, et deux fois par jour, des distances plus considérables : Fauville (15 km), Conches-en-Ouche (20 km), Autheuil-Authouillet (25 km).

Il fallait en outre prévoir les aléas du trajet de manière à n'être pas en retard afin de libérer l'équipe descendante qui attendait d'être relevée pour quitter son poste.

Les ouvriers des ateliers (plombiers, électriciens, peintres-vitriers) étaient autorisés à utiliser leur propre vélo dans l'enceinte de l'hôpital afin de se rendre rapidement dans les services quand ceux-ci les réclamaient.

Malheur à celui qui abandonnait sa bicyclette à l'extérieur pendant ses travaux !

Il risquait de ne pas la retrouver tout de suite. Des petits malins (pas tant que ça, tant la plaisanterie était éculée) profitaient de l'absence de son propriétaire pour transporter l'engin dans un endroit incongru ou peu accessible.

L'Espace muséal conserve les vestiges de l'un des tout premiers vélos destiné au vaguemestre de l'hôpital. Une *Hirondelle* de mi-course de 1910, jantes en bois et selle à trois ressorts. Que d'améliorations ont été apportées depuis à ce véhicule !

Mais la lourde bicyclette d'aujourd'hui, à l'imposant cadre noir, bardée d'innovations techniques sophistiquées, mérite-t-elle encore le qualificatif si gracieux de « petite reine » ?

LUMINOTHÉRAPIE

Parmi les nombreux moyens mis en œuvre pour lutter contre les états dépressifs récidivants, il en est un qui fut employé à titre d'essai, à Navarre, dans le but de réduire essentiellement les dépressions saisonnières auxquelles certaines patientes étaient particulièrement sujettes.

Dans les années1970, un service s'équipa d'un appareil de luminothérapie. C'était un globe monté sur pied diffusant le spectre large d'une lumière artificielle d'une puissance de 10.000 lux. Censée stimuler la production de sérotonine, la cure peu invasive s'effectuait en séances d'une demi-heure et à raison de trois fois par semaine. Les résultats ne furent guère convaincants, car exigeant de la part de la patiente une immobilité totale pendant le temps requis. L'on ne poursuivit pas très longtemps l'expérience et on remisa bien vite le dispositif dans le placard.

Vendues aujourd'hui dans le commerce, ces lampes aux LED puissantes se déclinent sous différentes formes : tablettes, cadres articulés, arceaux, lunettes, projecteurs, etc.

Cette pratique holistique séduit de plus en plus les esthéticiennes qui l'appliquent dans les soins du visage et du corps. Son indication s'est étendue récemment dans certains EHPAD pour ralentir les signes du vieillissement. Certains Spas proposent également des séances à leurs clients. On trouve facilement ces appareils plutôt dans les magasins *new age,* dans des officines de développement personnel et bien sûr, sur internet.

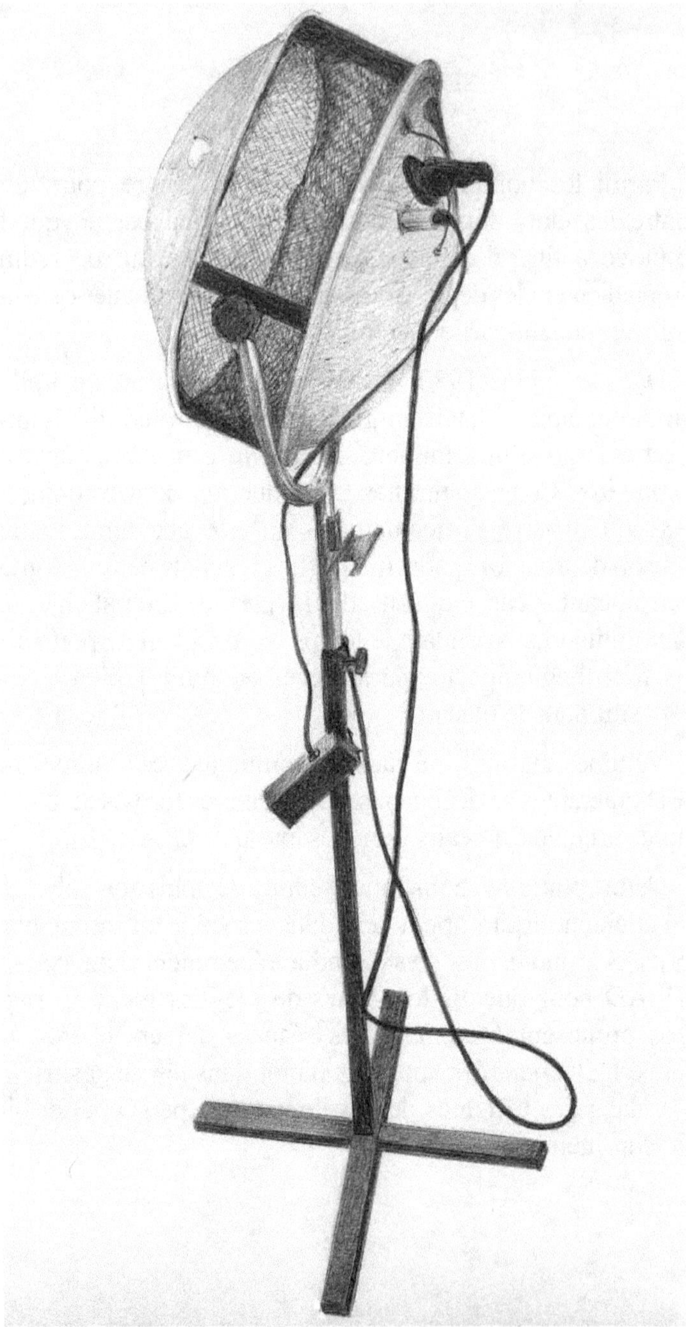

Nous eûmes, à l'Espace muséal la visite de Canadiens qui nous confirmèrent que dans chaque foyer, à Montréal il existe presque toujours dans le salon un tel dispositif lumineux afin de compenser l'obscurité constante des hivers interminables du Québec.

On connait l'engouement de nos contemporains pour les vacances à la recherche d'un temps lumineux et leur goût immodéré pour l'exposition au soleil. Mais, hélas, en cette matière, il faut laisser le dernier mot à Victor Hugo : « celui qui médite vit dans l'obscurité, celui qui ne médite pas vit dans l'aveuglement, nous n'avons que le choix du noir ».

DORTOIRS

Le grand calme des dortoirs l'après-midi contrastait avec la bruyante et effervescente bousculade du coucher lorsque des malades, après la prise de traitement du soir, s'empressaient de regagner leur lit.

Au préalable il nous appartenait, à nous les infirmiers, de retirer les dessus de lits en coton aux motifs en arabesques, de les plier soigneusement et de les empiler sur une table disposée à cet effet.

Ce soin particulier apporté à l'ordonnance de la literie se voulait une ébauche de prestation hôtelière dans un lieu réputé peu avenant.

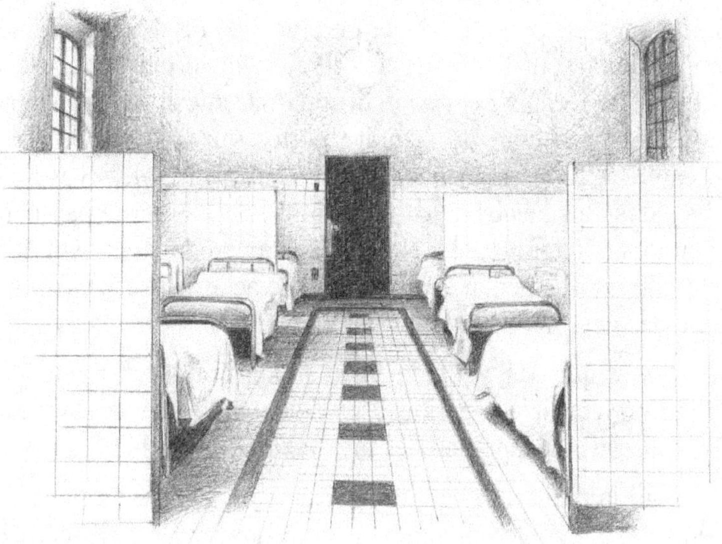

Il existait deux types de dortoirs à Navarre : des salles communes d'une douzaine de lits et d'autres cloisonnées en groupe de huit lits. Quelques chambres particulières étaient réservées aux patients « à problème ».

D'étroites tables de nuit métalliques, blanches, uniformes, au méchant tiroir grinçant, de la même structure tubulaire que les lits, chacune assortie d'une chaise en fer lourde et peu maniable destinée à recevoir les vêtements lors du coucher. Ce mobilier très impersonnel, d'une blancheur clinique, ne favorisait en rien pour les usagers des dortoirs une quelconque possibilité de personnalisation. L'espace réservé au coucher était bien loin d'être cosy. Des patients hospitalisés pendant de nombreuses années ne connurent qu'une couche étroite dans un espace partagé.

Si dans les petites unités le sommeil des patients était peu perturbé par leurs voisins tout aussi désireux de trouver rapidement le repos, en revanche, dans les dortoirs plus vastes, notamment ceux de la « 6e des hommes » (plus d'une centaine de patients dont la moitié travaillait à la ferme et dans les ateliers de l'hôpital), il en était tout autrement. Le brouhaha constant ne cessait de la nuit : portes qui claquent, chasse d'eau tirée en permanence, ablutions bruyantes, lessives furtives dans les lavabos, déambulations sonores sur le parquet, ronflements tonitruants et l'on se demande comment les patients parvenaient à dormir dans ce vacarme (l'effet somnifère des neuroleptiques sans doute).

Après que les veilleurs avaient terminé leur ronde, le dortoir devenait le domaine réservé des caïds qui s'octroyaient parfois sans ménagement les faveurs des plus faibles.

Pour la plupart des pensionnaires, l'imaginaire érotique se réduisait à la contemplation des pages lingerie du catalogue de *La Redoute* : on se l'arrachait !

Choses vues dans les années 1980.

Ménagerie asilaire

Pourrait-on imaginer qu'à l'ouverture de l'asile et dans les années qui suivirent, son portail d'entrée était gardé par un chien ? Un molosse féroce, qui dissuadait quiconque de toute intrusion. Le gardien particulier qui tenait la loge en avait la garde.

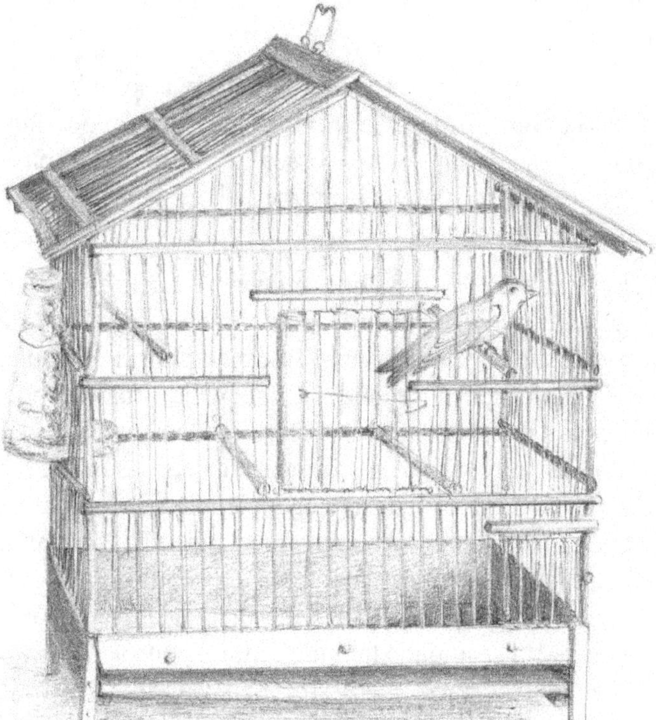

On verra que de nombreuses espèces animales (clandestines ou assignées) occupèrent l'asile de Navarre.

Ainsi, un chat ratier (procuré à grands frais[3]) chargé de visiter les sous-sols de l'asile et que l'on remplaçait périodiquement, en fonction de son efficacité.

Les cours, désertées l'hiver, attiraient de nombreux piverts ; l'été (osons l'avouer maintenant), des vipères péliades aménageaient leurs nids au pied des murs exposés au sud.

Des rongeurs de toute nature creusaient des galeries à l'aplomb des fenêtres, se nourrissant du pain jeté par les patients.

Au printemps les hirondelles nichaient sous le toit des galeries et nous offraient le spectacle de leurs circonvolutions vertigineuses ; de nombreux passereaux : mésanges, pinsons, rouges-gorges, troglodytes mignons, logeaient dans les anfractuosités des murs d'enceinte.

On ne sait en vertu de quelle faveur, et pourquoi en dépit des règles d'hygiène admises, on permit à C. d'installer dans le service une cage contenant son canari dont il ne voulait se séparer pour rien au monde. Cette petite boule jaune fit, pendant des mois, entendre son chant strident du matin au soir. Les pensionnaires l'avaient adopté et le nourrissaient de fruits et des reliefs de leur repas. Il égayait le service et faisait figure d'attraction dans cet environnement qui en manquait tant. Jusqu'au jour où, un beau matin, on découvrit la cage ouverte et le serin mort à l'intérieur. Une main scélérate et jalouse avait occis l'oiseau dans la nuit. C. fut inconsolable. Et nulle thérapeutique ne parvint à dissiper son chagrin.

Les animaux sont curieusement convoqués pour qualifier un dérangement cérébral : si l'on connait tous « avoir une

---

[3] On se fournissait en chats ratiers dans des élevages spécialisés, au Havre en particulier. Une forte demande émanait des armateurs, afin d'éradiquer les rongeurs à bord des navires marchands.

araignée au plafond » moins communes sont, par exemple les expressions : « avoir une hirondelle dans le soliveau », « avoir un rat dans le violoncelle », « avoir un hanneton dans la boite à sel », « avoir une écrevisse dans la tourte », etc.

Un matin, de bonne heure, nous découvrîmes une chouette d'Athéna posée sur le toit de la voiture d'un psychiatre garée sur le parking en contrebas du service. Devait-on voir là un signe occulte de la déesse personnifiée, tentant de rappeler aux humains les vertus de sagesse et de mesure, qui dans ces lieux peut-être plus qu'ailleurs, sont essentielles.

PRÉPOSÉES SERVANTES

Dans les années qui suivirent l'ouverture de l'asile (1866) on manqua cruellement de personnel féminin pour garder « les folles ».

La fonction n'était guère attirante. Le salaire plus bas que celui des domestiques du département de l'Eure, le service continu 24 h sur 24 h en compagnie des aliénées, l'impossibilité de sortir de l'établissement si ce n'est accompagnées par une religieuse, toutes ces contraintes obligeaient ces jeunes femmes à une vie de recluses.

Placées sous l'autorité des sœurs (les Filles de la Sagesse, communauté fondée par Louis-Marie Grignon de Montfort) elles devaient assister aux nombreux offices dans la chapelle, entonner les cantiques, suivre le graduel, participer aux soirées de prières avec les religieuses tout en surveillant les malades. Un maigre avantage était de se savoir inscrites comme infirmières dans le registre du personnel et d'obtenir ainsi un statut plus valorisant (sans aucune formation cependant).

Pratiquement toutes venaient des Côtes-du-Nord et du Morbihan. Deux départements cléricalisés où l'influence du clergé jouait un rôle majeur dans le recrutement des jeunes filles en mal de placement. Elles débarquaient à Évreux par groupes de 5 à 8 de leur Bretagne natale par le chemin de fer de l'Ouest.

La plupart étaient domestiques ou filles de ferme. Souvent analphabètes, certaines ne pratiquaient que la langue bretonne. À l'époque il était courant à Paris de placer les jeunes bretonnes dans les maisons bourgeoises (Joseph Pinchon, à travers de nombreuses planches illustrées, a décrit en scènes cocasses les déboires de Bécassine).

Elles étaient reçues par la mère supérieure qui, après avoir évalué leur robustesse et leur degré de piété, les dirigeait vers les « quartiers » qui à ses yeux leur convenait le mieux.

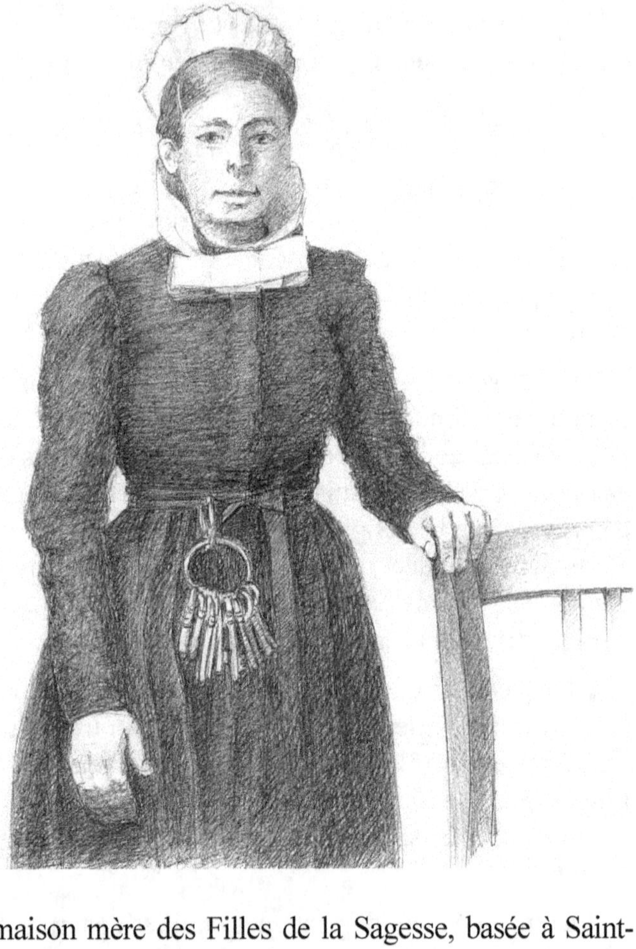

La maison mère des Filles de la Sagesse, basée à Saint-Laurent-sur-Sèvre (Vendée), fut longtemps une grande pourvoyeuse de religieuses pour l'asile de Navarre (16 au début et une vingtaine par la suite). Elles logeaient dans le bâtiment de la communauté des sœurs, derrière la chapelle. Elles encadraient les services intérieurs de la section des femmes, ainsi que les cuisines, la lingerie, le vestiaire, et les ateliers de femmes.

Pendant les dix premières années, on eut recours essentiellement à ce type de personnel féminin que l'on qualifiait de « préposées servantes », qui assistaient les religieuses dans les soins, les bains, la buanderie, les cuisines, etc.

On imagine les jeunes recrues arrachées à la placide atonie de leur village breton découvrant l'effrayant spectacle de la folie : ces femmes rassemblées dans les salles communes, vociférant, gesticulant ou prostrées qu'il fallait, en l'absence de pharmacopée sédative efficace, maîtriser physiquement.

Elles étaient seules pour surveiller un dortoir de 30 lits tandis que les sœurs regagnaient leurs cellules pour la nuit.

Le registre du personnel nous apprend que la plupart quittait l'asile au bout de quelques mois, voire quelques jours. Toujours « volontairement » ce qui dispensait l'administration de régler leurs gages.

Le diplôme d'état d'infirmière ne sera établi qu'en 1922.

Draps et alèses

A-t-on souligné assez l'importance qu'occupa la gestion des draps dans les établissements hospitaliers ?

Dès l'ouverture de l'asile de Navarre, ce fut pour l'économat une préoccupation majeure : acquérir suffisamment de literie pour satisfaire aux premiers besoins des malades. On passa commande dans les Vosges, région spécialisée dans le tissage des draps, à Gérardmer, en particulier. La marque *Perle de la Vologne* était favorisée, produisant également des alèses en coton gratté plus résistantes.

Seuls les draps souillés étaient changés (d'où le privilège des « gâteux » dont les draps étaient changés tous les jours).

Les draps à laver étaient rassemblés en ballots, sous la galerie et transportés sur une charrette à bras jusqu'à la buanderie. Elle se composait d'un vaste bassin en ciment et de plusieurs grands baquets de bois lattés, pareils à des pressoirs à cidre. Les draps à laver étaient plongés dans cette piscine d'eau chaude additionnée de soude.

Intervenait ensuite le plus pénible pour les préposées à la buanderie : sortir du bassin le drap trempé qui pesait le poids d'un homme mort. Puis les draps passaient dans les essoreuses (deux massifs portiques en fonte, aux rouleaux actionnés par un système à crémaillère) avant d'être étendus sur le séchoir ou bien, selon une expression de l'époque « blanchis sur pré », c'est à dire pour séchage sur l'herbe de la cour.

En 1897, 37 personnes étaient employées à la buanderie. Les draps les plus sales étaient détachés avec de la cendre de marron d'Inde. Dans ces conditions, après de multiples lavages, le drap devenait rêche, grenu, désagréable au toucher. Chaque drap devenait précieux, on utilisait les draps usés ou rapiécés comme linceul.

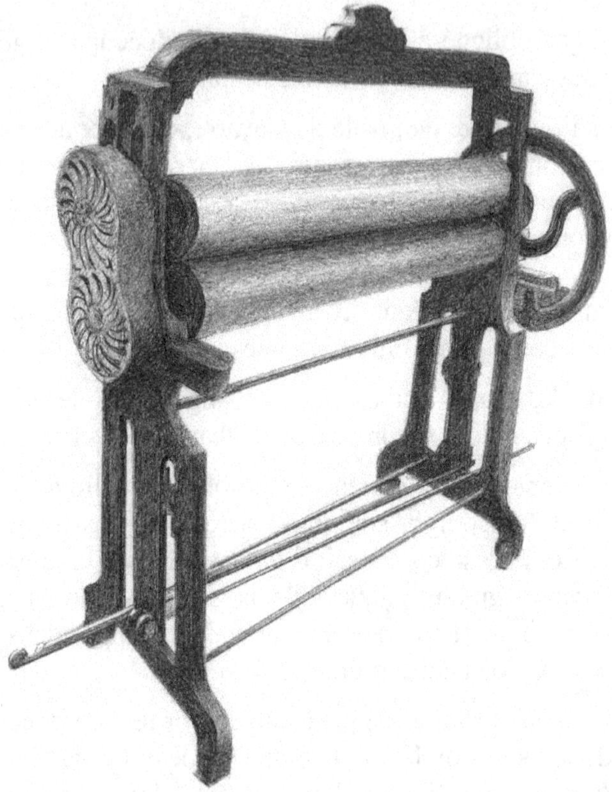

Pour ce qui est des vivants, nous avons connu dans notre formation d'infirmiers les méthodes de réfection des lits afin d'économiser les draps et de les adapter aux différents alités : changer le drap de dessous dans un lit occupé, savoir exécuter « un pli d'aisance » qui permet d'éviter de faire peser la toile sur les pieds, border l'alèse de manière à ce qu'elle ne glisse pas, la changer quand le malade ne peut pas faire le pont, etc.

Dans les années 1960, certains hôpitaux psychiatriques utilisaient les draps comme moyen thérapeutique. *L'enveloppement froid* consistait à emmailloter pendant quelques minutes un jeune autiste dans des draps froids et humides, puis de le réchauffer avec des couvertures. On utilise toujours aujourd'hui cette thérapeutique qui porte le nom de *packing*.

Il est difficile de ne pas évoquer ici un passionné du drapé : Gaétan Gatien de Clérambault, éminent psychiatre du siècle dernier, a attaché son nom à un syndrome, « l'automatisme mental » dont il est fait encore mention aujourd'hui. Il photographiait des femmes marocaines revêtues d'un unique drap blanc dans toutes les attitudes (4.000 photos) et se délectait en secret de ces clichés aux poses marmoréennes. Il acheta par la suite des mannequins de vitrine pour les draper selon son goût et en meubler sa villa de Malakoff. Une passion folle et singulière pour le mouvement du pli des étoffes sur le corps féminin.

Il est un usage peu orthodoxe des draps, dont les longues années de pratiques psychiatriques nous ont permis de vérifier l'efficacité : nouer trois draps entre eux pour « se faire la belle »…

MYSTIQUES

Le célèbre aliéniste Esquirol avait déjà remarqué dès 1814 que la plupart des délires naissent sur un fonds religieux même quand ceux-ci en paraissent éloignés :

« Les aliénés qui croient être Dieu, qui s'imaginent avoir des entretiens, des communications intimes avec le Saint-Esprit, les anges, les saints, qui prétendent être inspirés, avoir vécu une mission du ciel, pour convertir les hommes. »

Surgissent souvent, en effet, dans le délire, le Saint-Esprit, le Christ, la Vierge Marie, et les saints qui ordonnent aux patients, par le biais de leur mécanisme délirant et hallucinatoire, de se livrer à des conduites messianiques.

J'ai connu au moins trois Christ revendiqués comme tel au cours de ma carrière professionnelle. Tous différents mais ayant la conviction inébranlable qu'ils étaient le fils de Dieu redescendu sur terre pour sauver l'humanité.

Certains étaient très véhéments, fâchés qu'on ne voulût pas reconnaitre leur toute-puissance, d'autres au contraire très discrets, convaincus de leur invulnérabilité et répondant par un sourire condescendant à nos questions trop terre à terre. Nous, les soignants, ne pouvions pas comprendre !...

Le XIXe s. fut très fertile en délires mégalomaniaques à caractère mystique. L'environnement religieux de l'époque, plus présent qu'aujourd'hui, exacerbait l'imagination des esprits maladifs, et on compta, dans les hôpitaux psychiatriques durant cette période, un accroissement de cette pathologie.

ORDRE HOSPITALIER
SAINT JEAN DE DIEU

Pierre Janet précise : « Les sentiments religieux, quand ils subsistent, sont très facilement éveillés dans les maladies mentales ».

En voilà quelques exemples :

J'ai connu une patiente qui se prenait pour la nouvelle reine de France, envoyée de Dieu, il fallait lui parler à la troisième personne et elle nous écrasait de son mépris quand nous ignorions les égards dus à sa souveraineté.

J'ai connu également une patiente qui se prenait pour Jeanne d'Arc. Nous la découvrîmes, lors d'une visite à son domicile, figée devant sa cuisinière au gaz, tous brûleurs allumés, attendant le verdict de son procès.

Également, ce père franciscain de 57 ans ayant soudainement perdu la foi, et qui entendait ricaner le démon, jour et nuit, dans son crâne. Cette situation devenue insupportable l'obligea à se faire hospitaliser.

Enfin, ce patient que je découvris, allongé par terre, les bras en croix et qui hurlait : « pas les clous, pas les clous !... ».

Un exemple à rebours : saint Jean de Dieu que l'on enferma à l'Hôtel Dieu de Grenade (1537) à la suite de comportements bizarres qui évoquaient la folie et effrayaient la population. Paradoxalement il y fonda l'ordre hospitalier et fut l'instigateur des « Petites Maisons » ancêtres des asiles d'aliénés.

SECTORISATION

La circulaire du 15 mars 1960, puis la loi de 1985 imposèrent un découpage géographique du département de l'Eure en 4 secteurs (pour la psychiatrie adulte).

Cette aire géographique desservie par une équipe pluridisciplinaire établie à l'hôpital psychiatrique de Navarre déterminera désormais le placement du patient, en fonction de sa domiciliation.

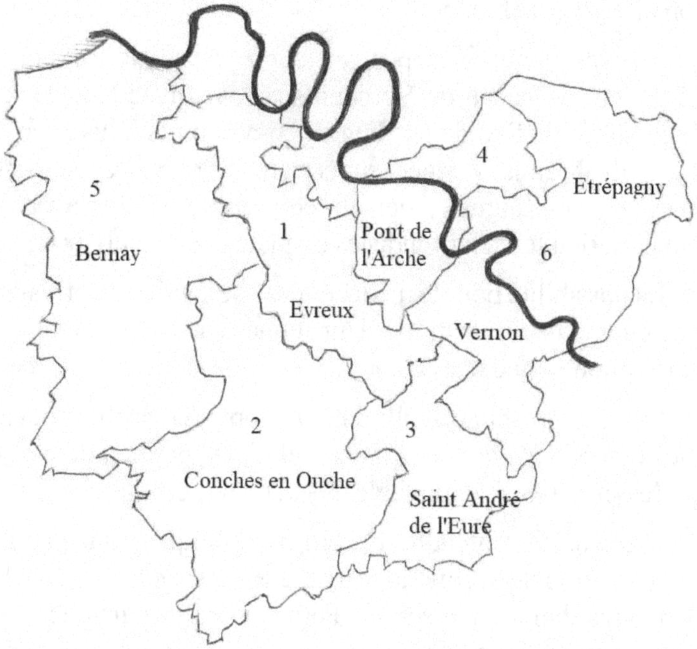

Nous ne reviendrons pas sur les aspects positifs indéniables qu'un tel découpage a apportés dans l'amélioration de la couverture sanitaire. Par contre, il a généré des dérives que l'on n'avait pas imaginées : un glissement vers une pratique autocratique, chaque médecin chef étant établi dans son domaine, organisant son service selon ses propres orientations. Quatre secteurs, quatre prestations de soins différenciés : L'égalité de traitement, au sens propre, était loin d'être assurée.

D'autant que les bouleversements de Mai 1968, mettant en cause la psychiatrie traditionnelle avaient convaincu certains jeunes psychiatres de mettre en pratique des théories progressistes, plus libérales, peu compatibles avec les exigences institutionnelles.

Au fil des ans, se constitua peu à peu dans les services respectifs un noyau de population locale spécifique, issu de son aire géographique.

Rien de commun cependant entre les nantis du sud de l'Eure et du plateau de Verneuil-sur-Avre, avec les ouvriers de la vallée de l'Andelle. Rien de commun non plus avec les natifs du Marais Vernier, supportant le lourd atavisme des mariages consanguins, rien de commun non plus avec les riches agriculteurs latifundistes du plateau du Neubourg.

La possibilité pour le médecin-chef de service de privatiser quelques lits au sein de leur unité battra en brèche la conception même de secteur.

Des lits privés accueillirent, dès lors, des profils sociaux plus diversifiés : artiste parisien, religieux, gardien de prison, professeur, avoué, comptable, restaurateur, etc.

On pourrait reprendre une citation biblique pour qualifier l'établissement psychiatrique à cette époque : « Il y a plusieurs demeures dans la maison du Père ». Certes, mais elles sont plus ou moins bien loties.

L'IRRIGATEUR VAGINAL DU DOCTEUR ÉGUISIER

C'est le sort des instruments médicaux de devenir rapidement obsolètes, passant d'un large usage public au cabinet de curiosités. C'est le cas de l'irrigateur du docteur Éguisier, conçu pour ne pas mouiller les vêtements des femmes lors de l'injection à jet continu. Cet instrument se compose d'un réservoir en étain d'une contenance d'un demi-litre, dans lequel se déplace un piston. Pour le mouvoir, une clé remontoir est basée au sommet du réservoir.

Le liquide ressortait par le robinet situé à sa base, sur lequel était branché un long tuyau terminé par une canule en os ou en porcelaine blanche.

Certains appareils, plus perfectionnés, contenaient une petite boîte à musique à la base du cylindre, jouant, dès qu'on ouvrait le robinet des extraits d'airs populaires de l'époque : *Boccace valse, Le Petit duc*, etc.

Un liquide de lavage ou thérapeutique était utilisé (le plus souvent, la liqueur de Labarraque et le permanganate de potasse).

À Navarre, il n'y avait qu'un seul irrigateur dans le quartier des femmes ; on se le passait de service en service en cas de nécessité, sous l'œil réprobateur des religieuses : cette infection étant pour elles une conséquence de la vie dissolue de leurs patientes.

La verve populaire a longtemps désigné cette affection gynécologique en termes peu gracieux : blennoragie, chaude-pisse, chtouille, gonococcie et d'autres plus imagées encore que la décence me retient de nommer ici.

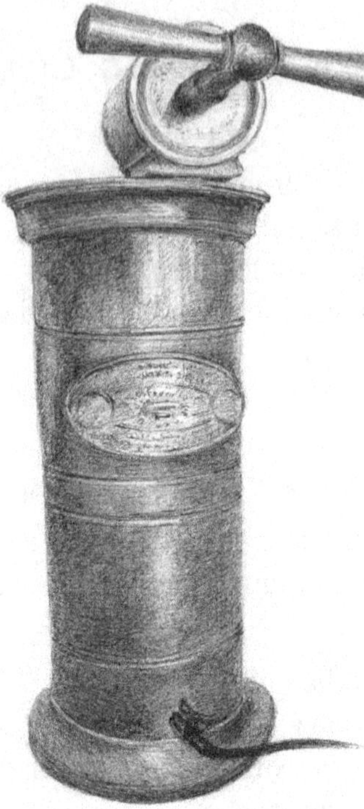

Il existe dans l'une des salles de l'hôpital des Incurables de Naples deux gigantesques sculptures en bronze doré de style rococo, datant de la fin du XVIIe s., inclus dans les boiseries de la pharmacie et occupant tout un pan de mur. L'une représente l'utérus vierge, l'autre l'utérus opéré par césarienne. Ce qui surprend ici c'est le baroquisme de la mise en scène et l'exposition du vagin en gloire.

On n'a jamais vu, en France, dans les anciennes apothicaireries, une célébration du vagin aussi manifeste. Les Français étaient-ils plus timorés que les Italiens dans le domaine du sexe ?

UN CROCODILE DANS LA PHARMACIE

On ne voit plus guère aujourd'hui dans les pharmacies que sous la forme d'un bibelot décoratif un objet qui jadis occupait une place obligée sur les comptoirs d'officines. Il s'agit du mâche-bouchon.

Empruntant l'aspect zoomorphe d'un crocodile, cette lourde figurine en fonte ou en bronze articulée, fixée sur un socle de bois ou de marbre était utilisée pour amincir les petits bouchons de liège destinés à obturer les tubes allongés en verre.

Avant leur utilisation les bouchons étaient ébouillantés de manière à les rendre plus souples. Déposés dans l'encoche située à la base de l'outil, ils étaient vigoureusement compressés par le mouvement exercé de haut en bas sur le manche articulé en levier.

Plusieurs petites alvéoles cannelées, servant de logements aux bouchons de différentes tailles, étaient ménagées sur le corps de manière à bloquer les bouchons et éviter qu'ils ne glissent pendant la manœuvre.

Jusqu'à la fin du XXe siècle, on utilisa ces petits bouchons tronconiques en liège pour obturer les éprouvettes et les tubes à essai.

Pour un bouchage plus hermétique des flacons, on appliquait à l'intérieur du bouchon dévissable une fine pastille d'émeri (poudre de cilice, d'alumine et de fer compactée) garantissant la conservation des préparations liquides, des médications et des solutions.

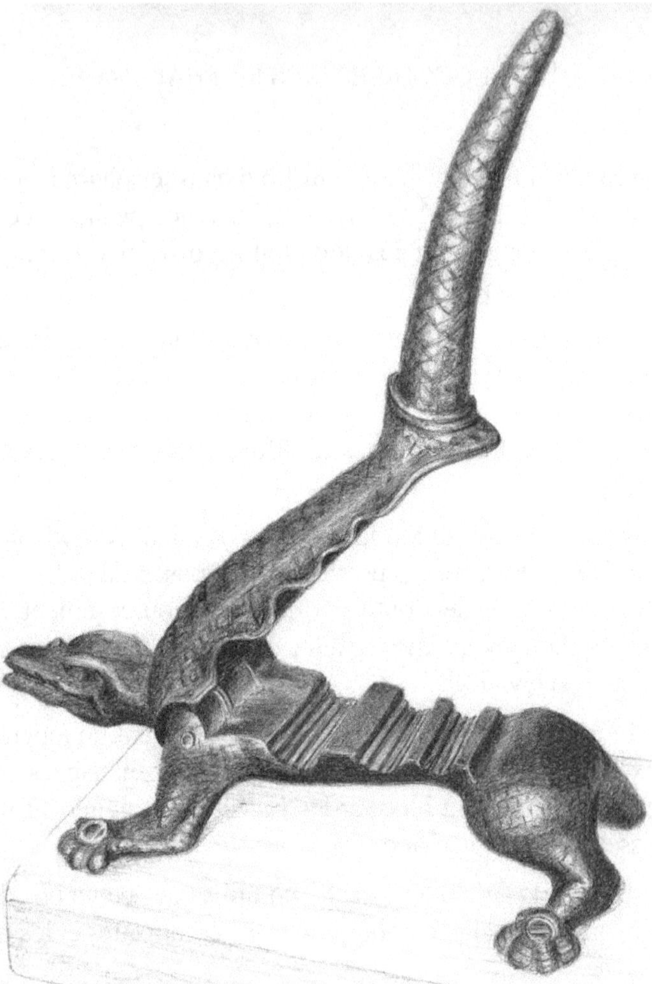

L'expression triviale « il est bouché à l'émeri » démontre qu'il ne sert à rien de tenter de convaincre un esprit hermétique.

Nombreux sont ceux qui aujourd'hui auraient quelque difficulté à définir l'emploi de cette substance occultante, par contre, l'expression n'a pas fini de faire florès dans une époque où l'idiotie souvent le dispute à l'obscurantisme.

Siphon

Il existait dans la plupart des pharmacies du XXe siècle parmi les fioles et les instruments de précision, un objet particulier qui intriguait les clients et qui semblait incongru au milieu de cet agencement sévère de verreries. On aurait plutôt songé à un accessoire de barman : une bouteille d'eau de Selz.

Se présentant comme un flacon de verre solidement renforcé par une gaine de métal grillagée afin de résister à la pression du gaz introduit sous forme de cartouche dans le siphon (protoxyde d'azote ou dioxyde de carbone), il fut longtemps un instrument important de la pharmacopée.

Son usage à des fins thérapeutiques fut peu à peu abandonné, mais à la fin du XIXe siècle il intervenait dans la plupart des affections, des plus sévères (choléra) aux plus anodines (troubles de la digestion et troubles diurétiques). À la pharmacie de l'hôpital de Navarre on utilisait cette eau gazéifiée et pétillante pour atténuer l'amertume de certaines potions administrées à l'époque : bromures, chloral, aconit, etc.

On assista dans les années 2000, à un brusque engouement parmi les jeunes addicts pour les capsules de gaz hilarant.

On pouvait s'en procurer facilement dans les supermarchés et les magasins de bricolage. Les caissières voyaient passer, médusées, sur leur tapis, des chapelets de cartouches dont elles ignoraient l'usage.

Très vite (en 2001) le législateur produisit un arrêté pour endiguer le phénomène en interdisant la vente aux mineurs et en proscrivit totalement la délivrance dans les tabacs et débits de boisson.

Les Italiens, plus astucieux, se sont approprié depuis longtemps les vertus de l'eau de Seltz. Un jet vif sorti du siphon dans un verre de Prosecco nous fait un Spritz tout à fait délectable.

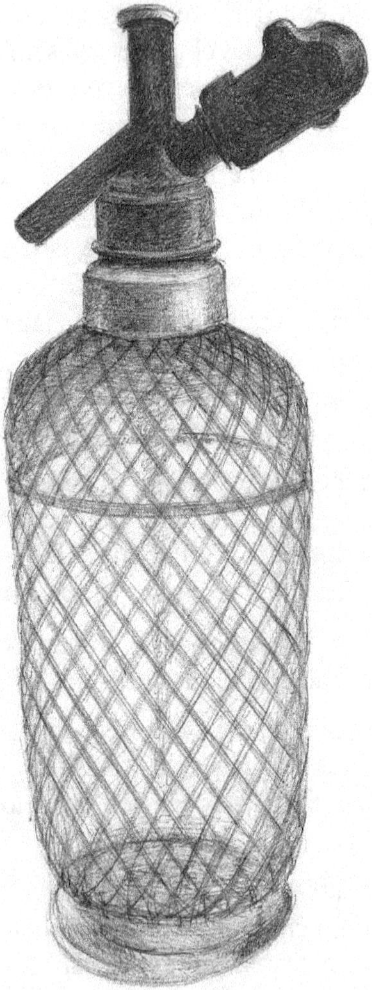

Radiographie

Tout impétrant qui rentrait à l'HP de Navarre dans les années 1960 devait se rendre à la médecine préventive. Au-delà des examens courants (taille, poids et constantes physiologiques) il était obligatoire de passer une radio des poumons.

Les générations précédentes marquées par les ravages de la tuberculose avaient encore en mémoire ses effets désastreux. Le lourd tribut payé jadis par la population rendait les administrations résolues au dépistage systématique des fonctionnaires afin d'écarter tout retour épidémique.

Les consultations avaient lieu dans la « clinique » située aux abords de l'hôpital, dans une salle aux parois gris acier.

On avait confié à une religieuse, sœur B. (de la communauté des Filles de la Sagesse), après une brève formation technique, la responsabilité de la salle de radiologie. Petite, vive et futée, elle voyait ainsi défiler tous les thorax des jeunes hommes (et femmes) postulant pour un emploi à l'hôpital. Peu de religieuses peuvent s'enorgueillir d'avoir vu passer sous leurs yeux autant de pectoraux masculins dénudés.

Preste et enjouée, avec une voix douce et insinuante, on la voyait évoluer parmi ces appareils imposants, plus intimidants les uns que les autres. Elle opérait ainsi, dans cette sorte de caisson impersonnel d'où pendaient du plafond de gros tuyaux en plastique gris spiralés. Ses petites mains délicates nous pressaient le dos pour nous appliquer la poitrine sur la plaque glaciale de l'appareil, le menton renversé, les bras levés et elle retrouvait une voix martiale pour nous ordonner : « ne bougez plus ! »

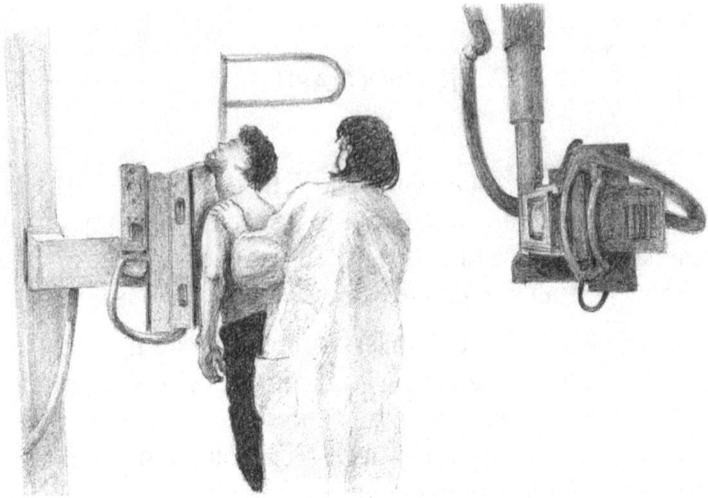

On avait soudain l'impression d'être une cible que renforçaient les deux percussions provoquées par le déclenchement des clichés.

Aussi, à demi dévêtu et dans une attitude inconfortable on se sentait soudainement vulnérable, prêt à tout avouer, comme dans un confessionnal.

La pénombre du local et l'intimité étaient propices aux confidences. Sœur B. profitait de notre docilité momentanée et de l'impossibilité d'échapper à son examen pour nous questionner sur notre vie privée, nos goûts, ou notre parentèle.

Ainsi avait-elle acquis, au fil du temps et des consultations une somme de renseignements considérables sur les personnels de l'hôpital, ce qui la rendait incontournable quand il s'agissait, par exemple, de retrouver un patronyme ou un fait divers oubliés.

Pour une fois, la notion de bonne sœur n'était pas usurpée car, au fond, sous couvert de radio des poumons elle explorait surtout nos cœurs.

CHEZ LE DENTISTE

La porte de son cabinet s'ouvrait brutalement et une silhouette massive apparaissait dans l'encadrement afin d'appeler les patients à leur tour. Nous étions, infirmiers, chargés de les accompagner. Aussi peu rassurés qu'eux même, tant l'aspect peu avenant du dentiste, monsieur H., ne présageait rien de bon. Dans chaque service existait un cahier spécial où l'on devait inscrire les volontaires, nombreux malgré leur appréhension tant l'état dentaire de la plupart d'entre eux était déplorable.

Le docteur H. effectuait une vacation tous les quinze jours. Rustaud, taciturne, quasiment mutique (on se demandait comment il accueillait ses clients dans son cabinet en ville) il opérait revêtu d'une blouse blanche pas très nette tendue sur un ventre rebondi. Il était assisté par une sœur de la communauté des Filles de la Sagesse, sœur D. chargée du nettoyage et de la stérilisation des instruments à l'alcool iodé puis, pour les daviers, dans un petit Poupinel électrique.

On entendait derrière la porte le cliquetis des instruments déposés dans le plateau métallique, puis quelques grognements sourds, puis enfin le rinçage bruyant de la bouche. L'intervention terminée, on voyait sortir le patient pressant sur sa mâchoire un mouchoir ensanglanté, un de ces grands mouchoirs quadrillés violets, jurant qu'on ne l'y reprendrait plus. Car les consultations, la plupart du temps, se soldaient par l'avulsion d'une ou plusieurs dents.

À la décharge de ce dentiste brutal, il faut avouer qu'il découvrait des maxillaires ruinés par des années de consommation de cidre, d'eau-de-vie, de tabac et se trouvait aux prises avec une absence totale d'hygiène dentaire.

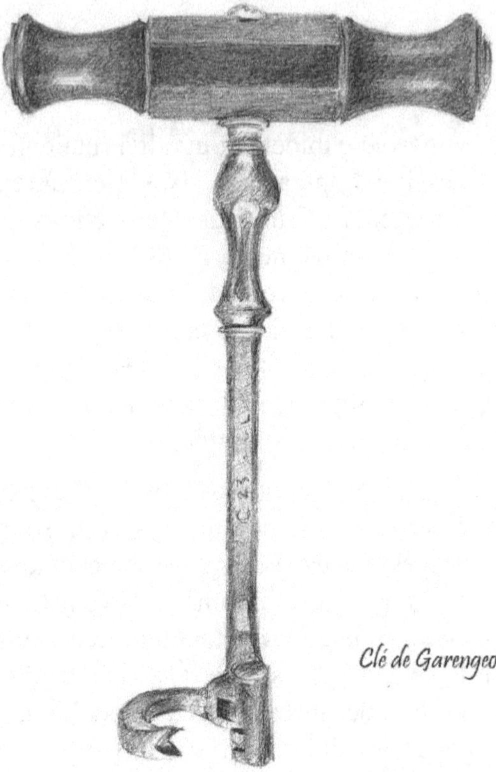

Clé de Garengeot

L'Espace muséal de Navarre expose dans ses vitrines quelques éléments de chirurgie dentaire : clés de Garangeot (extraction de molaires à vif), miroir de Clar et une collection d'anciens daviers qui ne manquent pas de susciter l'effroi des visiteurs.

Il existait cependant parmi ces outils intimidants, un bijou de petite seringue, aux ailettes dorées, à piston de métal et corps de verre. Destinée à l'injection de procaïne pour les anesthésies locales, elle rend compte de l'extrême raffinement des fabricants.

Dans son Berry natal des années 1930, mon père fut témoin de pratiques étonnantes. On se dispensait volontiers du dentiste, souvent éloigné et onéreux. Quand la dent était sur le point de tomber, on y attachait une fine et solide cordelette et l'on nouait à la serrure de la porte l'autre extrémité. Puis d'un coup sec, on tirait violemment la porte. La dent venait… ou pas, alors il fallait recommencer. Qui parle du bon vieux temps ?

Les métiers de l'asile

Véritable « ville dans la ville » l'asile de Navarre tirait l'essentiel des ressources nécessaires à son fonctionnement et à sa subsistance dans sa propre production. En plus d'une ferme, d'une minoterie, d'une brasserie, d'un potager, d'une écurie, d'une porcherie, de nombreux ateliers produisaient des fournitures d'ameublement et d'équipement vestimentaire.

Chacun des postes principaux était tenu par un ou deux chefs d'équipe venus de l'extérieur, secondés par un groupe de patients dits « tranquilles ».

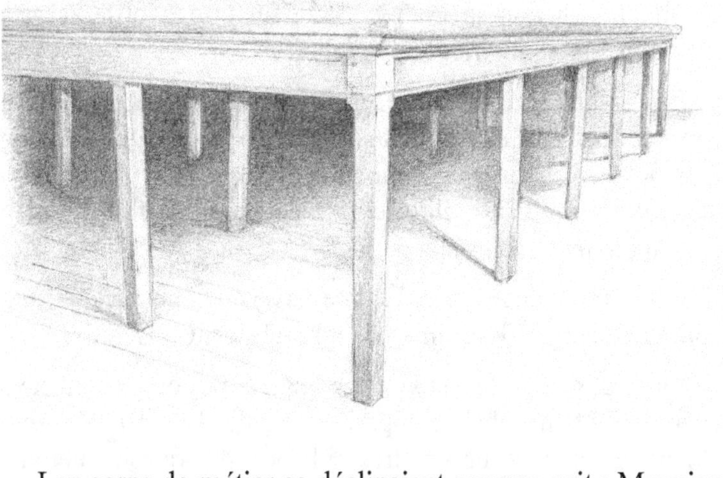

Les corps de métier se déclinaient comme suit : Meunier, boulanger, jardinier, cordonnier, forgeron, ferblantier, charpentier, peintre, charron, vacher, porcher, cocher, charretier, sommelier, boucher, lingère, couturière, buandière, repasseuse, cuisinière (les cuisines furent d'abord tenues par les sœurs avant la nomination d'un chef cuisinier).

Se développèrent plus tard les ateliers de maçonnerie, plomberie, électricité, peinture-vitrerie, etc.

Mais parmi les corps de métier, c'était sans conteste celui de menuisier ébéniste qui jouissait d'une plus grande précellence.

Présents dès l'ouverture de l'hôpital, ils furent chargés de confectionner la majeure partie du mobilier, les locaux ayant été livrés ex nihilo. Buffets monumentaux, placards, tables et chaises et… cercueils : il en fallait toujours au moins un d'avance. En bois de caisse, en peuplier ou plus rarement en chêne. Encore en 1935, l'hôpital proposait les tarifs suivants aux familles : cercueil en peuplier 50frs, cercueil en chêne 300 frs. Seul l'atelier de menuiserie était interdit aux patients travailleurs en raison de la dangerosité des scies circulaires ; ils n'en étaient pas moins fascinés, et restaient campés durant des heures devant la grande porte ouverte à observer les mouvements à l'intérieur de l'atelier.

Les sœurs accompagnées des patientes venaient souvent constater l'avancée des ouvrages. La raison de cette attraction pour le travail du bois m'apparut un jour par la réflexion inattendue de l'une d'elles, exprimée avec une foi candide : « c'était le métier du papa de Jésus ! »

Pour autant, les chaises (en merisier) de la chapelle étaient commandées par douzaines chez un fabricant d'Évreux.

La réalisation la plus remarquable de ces menuisiers ébénistes fut une table de lingerie en chêne chevillée d'un seul tenant de 7 mètres sur 4 mètres. Elle occupait quasiment toute la salle ne laissant pour circuler autour d'elle qu'un passage restreint. Plus tard, lorsqu'il fallut l'évacuer pour cause de déménagement, on dut la démembrer complètement pour lui faire passer les portes.

Elle gît désormais dans le sous-sol de l'hôpital, renversée, montrant ses énormes madriers qui en formaient l'armature.

On connait le couplet de *l'Internationale* : « du passé, faisons table rase », mais quand on se débarrasse de la table elle-même, il ne reste vraiment pas grand-chose.

LE PALAIS DE JUSTICE

Il m'est arrivé bien des fois d'accompagner un patient à l'ancien palais de justice d'Évreux. De la vieille chapelle des Eudistes, il ne reste que le fronton, dont le centre entouré de lys et de roses, trop religieux, fut remplacé par une allégorie de la justice.

On entrait par une porte coulissante faisant sas, et on débouchait dans la salle dite « des pas perdus ».

Ce qui contrastait d'emblée, c'était le spectacle de la mine réjouie et bronzée du petit groupe d'avocats en robe, attendant leur séance, qui se congratulaient joyeusement en relatant leurs derniers séjours à Avoriaz ou à Marrakech et la mine sinistre des prévenus, pauvres gens tassés les uns contre les autres, recroquevillés sur un banc étroit, le regard fuyant et visiblement anxieux avant le déroulement de leurs affaires.

Une humanité en situation d'infériorité matérielle opposée à l'état florissant des avocats.

On pénétrait ensuite, à notre tour, dans la grande salle d'audience au mobilier tout en bois blond, aux lignes sévères, alignant ses rangées de bancs aux arêtes vives, si peu confortables que l'on hésitait à s'asseoir.

À l'époque, le tribunal d'Évreux était un tribunal de grande instance.

Ce tribunal correctionnel traitait essentiellement des affaires familiales (divorces, tutelles, litiges…) et statuait par une juridiction spéciale de la détention ou de la liberté de patients hospitalisés en psychiatrie.

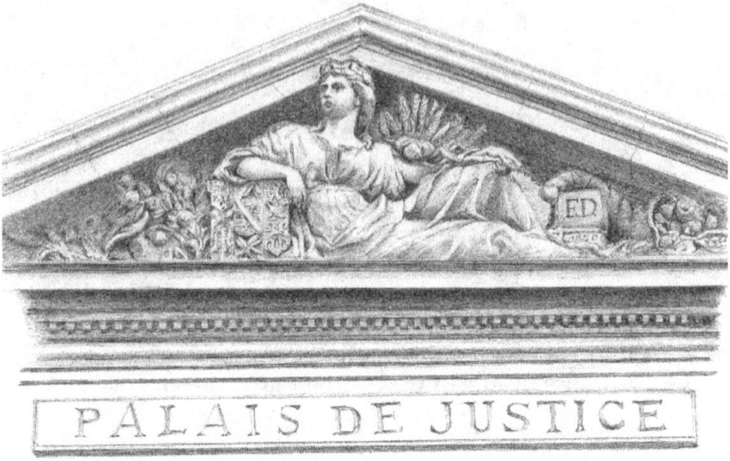

Ces patients (auteurs d'homicide ou de tentative de meurtre), appelés médico-légaux, étaient retenus à l'HP dans l'attente de leur jugement. Cela pouvait demander des mois, voire des années.

Après examen des expertises psychiatriques, le juge prononçait ou non, le fameux article L122-1 du code pénal, déclarant que la personne n'était pas responsable car atteinte de troubles psychiques au moment des faits.

Plusieurs individus ont pu ainsi échapper à une longue peine en détention.

Un palais inconfortable, une justice parfois défaillante. On voit par là qu'il ne faut pas toujours se fier aux prétentions affichées par la magistrature mais garder en toute chose un scepticisme de bon aloi.

LES GROSEILLES

Le jour du 14 juillet, ce n'était pas la fête nationale que l'on célébrait à Navarre, mais la cueillette des groseilles. La récolte était abondante car de nombreux pieds de groseilliers délimitaient les planches du vaste potager de l'hôpital.

On réquisitionnait les récipients des cuisines et les seaux à lait de la vacherie, puis on se rendait joyeusement au jardin en faisant tintinnabuler les ustensiles.

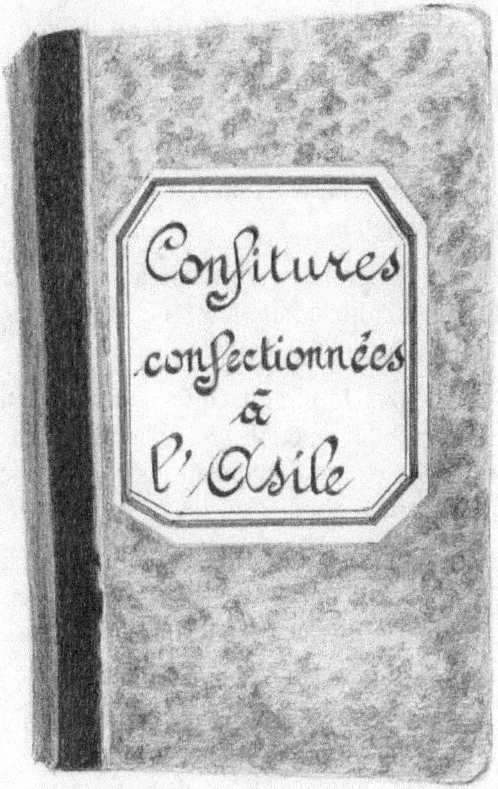

Sous la surveillance des sœurs, les patientes « tranquilles » étaient sollicitées pour effectuer la cueillette.

D'abord maladroites, écrasant les grappes à pleine poignée, les patientes finissaient par trouver le geste adéquat pour les détacher délicatement sans les écraser.

Les groseilles rouges et blanches fournissaient des quantités de confiture considérables.

J'ai relevé dans le carnet des confitures de l'hôpital, tenu scrupuleusement de 1916 à 1948, des volumes inouïs : prenons, par exemple l'année 1916 : 748 kg de groseilles, 460 kg de sucre, soit 719 kg de confiture ; puis, les récoltes s'amenuisant, on ne trouve plus en 1919 que 560 kg de groseilles et 500 kg de sucre pour 616 kg de confiture. Une seule année est dépourvue de mention : 1943 il est marqué un « rien » rageur pour toute de l'année.

La crainte des bombardements des Alliés (qui ont déjà pilonné à cette date la base aérienne d'Évreux) a peut-être fait renoncer à la cueillette.

Versée dans les grandes marmites à vapeur des cuisines (Bergereau) la récolte additionnée de son poids en sucre cuisait lentement jusqu'au « petit boulé ».

Après quoi, sous le regard vigilant de la sœur, chef de cuisine, on remplissait de confiture de hauts bocaux en verre. Une fois refroidis on les descendait avec précaution dans le magasin situé au sous-sol des cuisines.

Nous sommes loin du raffinement des épépineuses de groseilles de Bar-le-Duc qui, à cette époque ôtaient, un à un les pépins des groseilles à la plume d'oie taillée en biseau, pour les jeter ainsi épépinées dans un sirop de sucre très chaud.

Le mot groseille a pris un sens péjoratif, voire insultant depuis la sortie du film d'Étienne Chatiliez *La vie est un long fleuve tranquille*. Il désigne une famille grossière, aux brutalités canailles.

Mais cela n'entamera en rien le ravissement de l'enfant qui, dans le bel été, découvre sous les feuilles du groseillier de son grand-père, le trésor des grappes vermeilles.

ARTICLES DE BUREAU

Aujourd'hui, à l'heure du tout-informatique, on se demande avec quels moyens techniques autrefois fonctionnaient les bureaux de l'administration de l'hôpital.

À ses débuts, seule l'écriture manuscrite était en vigueur. Deux secrétaires et un garçon de bureau étaient chargés de remplir les documents administratifs.

En 1866, à l'ouverture de l'hôpital, le porteplume venait d'apparaître mais on ne disposait pas encore de l'encre de monsieur Waterman. Et l'on se demande comment les copistes parvenaient à produire un travail aussi net avec une encre fréquemment boueuse.

Les registres, agendas et carnets étaient couverts d'une écriture italique cursive, aux jambages réguliers, sans aucune tache ni biffure, cela d'un même élan sur plusieurs feuillets.

Plus tard, pour renseigner les rubriques et les titres des registres, on utilisa une encre de Chine grasse pour tracer les caractères en capitales.

Puis vinrent les tampons encreurs, aux manches en bois tourné, d'abord pour valider d'un sceau les documents administratifs, ensuite pour dater les courriers à l'aide de molettes réglables.

Dans les années 1940, on fit appel à Monsieur L., employé au service des admissions, pour calligraphier le patronyme sur le dossier de chaque patient. Il excellait particulièrement dans cette graphie et en formait minutieusement les lettres en capitales larges et rondes. Par ce procédé, leurs noms ainsi ornementés anoblissaient l'état civil des plus modestes.

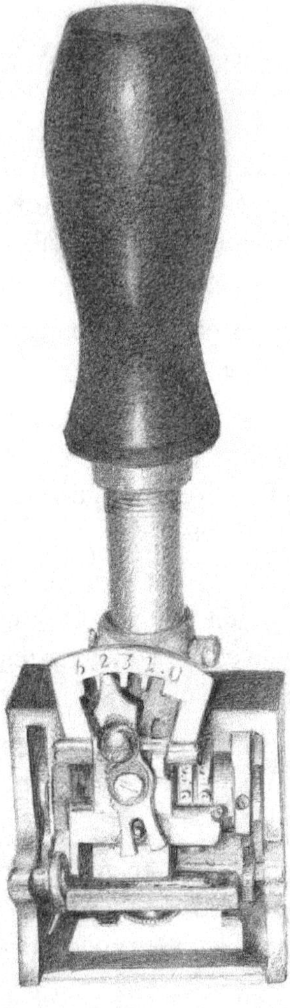

Depuis longtemps, les médecins, selon la loi, étaient astreints à rédiger leur certificat de façon manuscrite pour les patients aux placements volontaires et d'office. Ils utilisèrent le stylo bille et parfois leur propre stylo plume.

Puis vint l'utilisation de la machine à écrire (une *8LC Smith*) aux touches articulées, qui forçait la dactylo à adopter une attitude de pianiste virtuose quand elle tapait un courrier.

La frappe produisait des caractères pâteux d'autant plus que le papier machine était souvent doublé de papier carbone.

On dupliquait aussi le courrier à l'aide d'une polycopieuse à alcool dont l'usage hante encore la mémoire des utilisateurs : des stencils récalcitrants bavaient leur encre, tachaient les doigts et les vêtements durablement.

Puis la sténotype fit son apparition dans les bureaux, petit clavier destiné à saisir les textes sous la forme phonétique.

Se déversa ensuite dans les bureaux la horde des machines à écrire, massives, carrossées comme des blindés.

Le fax ou télécopieur, couplé avec le téléphone, remit l'écriture à l'ordre du jour.

Ensuite survint le minitel qui préfigura l'arrivée des ordinateurs, quelques années plus tard.

La profession d'employé de bureau que l'on pense assez tranquille comporte cependant des risques inattendus. Pour preuve la lettre pétition adressée au médecin directeur, le docteur Broc (1873-1880). Les bureaux se trouvaient à l'époque au rez-de-chaussée du Palais de l'administration, les larges baies étant orientées plein sud, l'été il y faisait non seulement une chaleur accablante mais les employés se disaient aveuglés par la lumière, ce qui les empêchait de bien travailler. Ils craignaient des troubles de la vision, voire « *la cécité* » (sic).

Je ne sais s'il a fallu attendre longtemps pour résoudre ce *casus belli*, mais à ma connaissance je n'ai jamais vu de canne blanche dans le porte-parapluie de la direction.

L'IDIOT DU VILLAGE

Contrairement à une idée généralement répandue, l'idiot du village n'était pas particulièrement bien traité par les habitants des petites communes.

Souvent contrefait, se balançant, se mordant, déchirant ses vêtements, la famille en avait honte et le séquestrait à l'abri des regards dans la soupente ou le cagibi, voire le faisait coucher avec les bêtes dans l'étable ou à l'écurie. Ne pouvant travailler à la ferme, il était peu nourri. Dans ces contrées rurales âpres au gain, « qui ne travaille pas, ne doit pas manger ! » Peu vêtu « pourquoi habiller quelqu'un qui ne sort pas ? » Même restriction pour les femmes arriérées : la même blouse servait toute l'année. On affirmait que leur état mental était censé les rendre insensibles au froid.

Lorsqu'il était autorisé à sortir, il était souvent en butte à la cruauté des enfants qui le poursuivaient, le persécutaient, l'attiraient dans quelques traquenards, parfois même lui jetaient des pierres pour le faire fuir.[4]

On avait souvent recours à l'intervention du maire pour soustraire le malheureux à la féroce vindicte des habitants. Il fallait vraiment que la situation fût cause d'émeute pour qu'il se décide à demander l'internement. Il répugnait à le faire car, à cette époque, la commune devait payer une pension pour le placement d'un de ses administrés à l'asile.

Il nous arrivait dans les services, complètement désorienté loin de la ferme, encore ensauvagé par des années de mauvais traitements et de claustration, mais au contact des autres

---

[4] La célèbre revue satirique *L'assiette au beurre* (début du XXe s.) montre une gravure où toute une population pourchasse à coup de pierres un idiot du village.

patients, plutôt bienveillants et curieux de ce nouveau pensionnaire, il devenait moins méfiant et se conformait assez rapidement aux règles du service. Sa singularité semblait moins criante au milieu de malades eux-mêmes déficients.

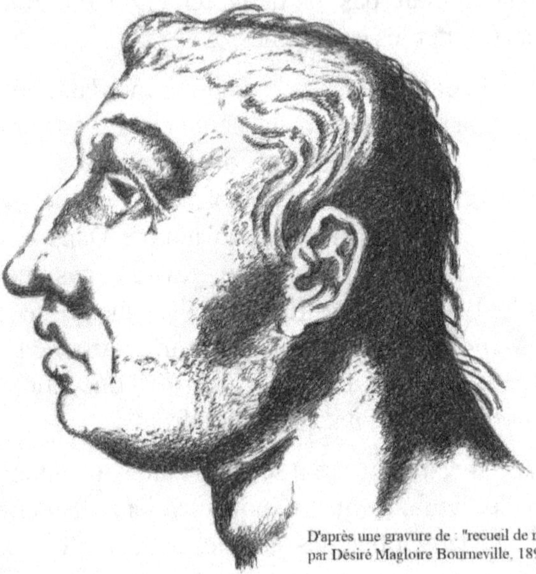

D'après une gravure de : "recueil de mémoires..." par Désiré Magloire Bourneville, 1894.

Beaucoup de ces arriérés, après quelques mois, intégraient les différents ateliers de l'hôpital, surtout ceux qui réclamaient une certaine force physique : jardins, travaux de la ferme, charroiement, buanderie, terrassements. Certains même intégraient la fanfare de l'asile.

Ainsi ces inadaptés constituaient au fil des ans le fonds des patients dits « chroniques », qui pour beaucoup terminèrent leurs jours dans l'institution.

Les anciens aliénistes avaient établi jadis une graduation pour l'évaluation des malades atteints d'arriérations mentales, en des termes qui peuvent choquer aujourd'hui :

L'*idiot* (n'a pas de langage)

L'*imbécile* (parle, mais ne comprend pas)

Le *débile* léger ou profond (déficiences mentales plus ou moins accusées), auxquels il faut ajouter le *crétin* (crétin des Alpes atteint de dégénérescences physiques et mentales par insuffisance thyroïdienne occasionnée par une carence en iode.)

Où l'on voit que ni la montagne, ni la campagne ne prémunissent de dérèglements cérébraux.

DU GARDIEN À L'INFIRMIER

Le qualificatif de gardien (le registre des personnels de l'asile l'atteste) ne fut jamais employé pour désigner la fonction des premiers préposés-servants. Le terme dépréciatif de gardien fut surtout utilisé par des personnes extérieures à l'asile pour désigner les personnels qui y travaillaient.

En effet, dès l'ouverture de l'hôpital, les hommes sont embauchés sous la désignation d'infirmier. Aucune expérience de soins n'est cependant exigée au préalable.

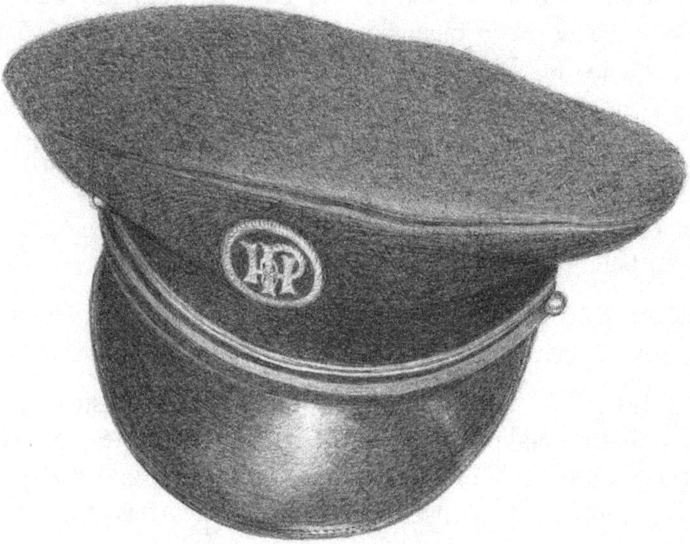

Les conditions requises pour prétendre postuler à un emploi de gardien à l'asile de Navarre n'étaient pas très exigeantes. Une solide constitution était cependant nécessaire. Un militaire testait la résistance et l'endurance des candidats au cours d'une épreuve sportive qui avait valeur de test. Les plus athlétiques étaient retenus. Un sac de noix offert par la direction scellait leur embauche.

Devant le manque de volontaires on n'était pas trop regardant sur le passé des prétendants (commis, journaliers, domestiques, ancien repris de justice, alcooliques notoires, clochards, etc.)

Pour beaucoup c'était un moyen de retrouver un statut honorable après une existence chaotique. La tenue (une vareuse, un pantalon, une casquette) remise à chaque employé masculin lui conférait un semblant de respectabilité.

Très vite on manqua de main-d'œuvre locale (compte tenu des conditions pénibles et de maigres salaires, les personnels ne restaient pas). On alla puiser dans les régions voisines, d'abord dans le Morbihan pour recruter des femmes, puis dans les Côtes-du-Nord pour les hommes. Ils finissaient par s'établir à Évreux avec leur parentèle. Ainsi la population ébroïcienne qualifiait les employés de l'asile « les Bretons de Navarre ».

La mention d'*infirmier de secteur psychiatrique* figure pour la première fois dans l'arrêté du 12 mai 1969.

En 1975, l'Institut de formation en soins infirmiers verra le jour à Navarre au rez-de-chaussée du bâtiment des sœurs.

Des cours théoriques et pratiques sont alors dispensés au sein de l'hôpital par une infirmière libérale, assistée de moniteurs. Des chefs de service de l'hôpital Saint-Louis d'Évreux viennent tour à tour enseigner leur spécialité à des promotions d'élèves infirmiers de plus en plus fournies. Des médecins psychiatres en poste participent à cet enseignement. Les élèves effectuent un temps d'étude tout en travaillant dans les services durant 2 ans et 3 mois.

En 1992, par l'effet du tronc commun, la spécificité de l'infirmier psychiatrique est abolie, entraînant une véritable extinction professionnelle.

Une formation d'infirmière classique semble désormais devoir suffire aux yeux des pouvoirs publics pour prendre en charge de très lourdes pathologies mentales.

Depuis 1999, les infirmières DE qui en font la demande peuvent obtenir une formation complémentaire de 6 mois pour pouvoir bénéficier de la spécialisation psy.

FRAÎCHEUR DES ARCHIVES

Claquemuré dans les sous-sols du bâtiment de l'administration comme dans la cale d'un navire, j'ai longtemps remonté le cours du temps. Malgré l'isolement et l'inconfort du lieu (une minuterie intermittente), j'y ai vécu, je dois l'avouer, de très riches heures.

Par les soupiraux, je percevais, assourdies, les conversations tenues au-dehors, et je mesurais l'écart existant entre l'affairement de mes contemporains et la mutité sépulcrale des dossiers entassés sur les étagères.

De ces dossiers poussiéreux, de ces cartonnages où s'empilaient des milliers d'archives, de ces feuillets vieillis dans lesquels gisait l'histoire de destinées consumées, j'ai vu peu à peu surgir de l'ombre, telle dans un clip de Michael Jackson, toute une cohorte de morts-vivants.

Ces acteurs au destin obscur, ayant évolué selon les époques sur la scène circonscrite de l'asile de Navarre pendant un siècle et demi, se dressent soudain à la lecture de documents les concernant avec une présence saisissante.

Ces existences figées sur le papier n'attendaient que cette opportunité-là. Qu'un esprit curieux se penchât sur leur destin fracassé afin d'en révéler le supplément d'âme.

Devant cet amoncellement de documents attendant d'être réveillés par le pouvoir des mots, on ressent à la fois une forte excitation et une obligation de véracité dans la restitution des situations et des êtres, sans rien concéder à l'interprétation personnelle. Arrachées à l'obscurité et à l'oubli, au silence des familles, leurs existences prennent chair à nouveau avec un relief accru. Les époques apparaissent avec leurs rites, leurs conventions, leurs poncifs, leurs attitudes dictées par une morale désuète.

Qui décrira le sentiment de fébrilité joyeuse qui saisit le chercheur quand, par hasard, au détour d'une lettre ou à la faveur d'un document non consulté jusqu'ici, il découvre un élément que nul ne soupçonnait et qui remet en cause la version établie.

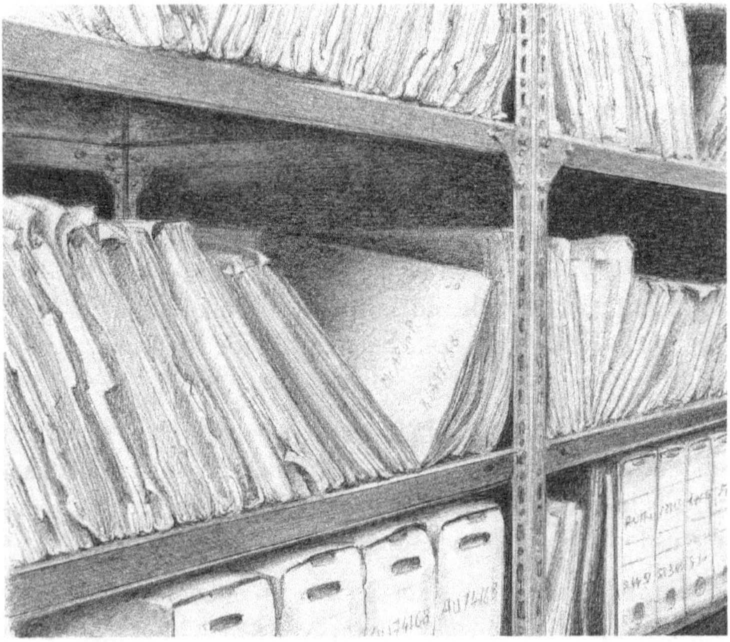

Table des matières

Structures éditoriales du groupe L'Harmattan

L'Harmattan Italie
Via degli Artisti, 15
10124 Torino
harmattan.italia@gmail.com

L'Harmattan Hongrie
Kossuth l. u. 14-16.
1053 Budapest
harmattan@harmattan.hu

L'Harmattan Sénégal
10 VDN SICAP AMITIE 3
BP 45034 Dakar-Fann
direction@senharmattan.com

L'Harmattan Cameroun
Tsinga/Derrière polyclinique FECAFOOT
BP 11486 Yaoundé
Jacques.koukam@harmattan.fr

L'Harmattan Burkina Faso
Villa 281, secteur 23 623, rue 14.32
Ouagadougou
zagbie@outlook.fr

L'Harmattan Guinée
Almamya, rue KA 028 OKB Agency
BP 3470 Conakry
harmattanguinee@yahoo.fr

L'Harmattan RDC
185, avenue Nyangwe
Commune de Lingwala – Kinshasa
matangilamusadila@yahoo.fr

L'Harmattan Congo
219, avenue Nelson Mandela
BP 2874 Brazzaville
deunovmikhael@gmail.com

L'Harmattan Mali
Immeuble Mgr Jean Marie Cissé
Aci Hamadallaye
BP 145 Bamako
syllaka@yahoo.fr

L'Harmattan Togo
Djidjole – Maison Amela
face EPP BATOME
02 BP 20680 Lomé
didieramela11@gmail.com

L'Harmattan Côte d'Ivoire
Résidence Karl – Cité des Arts
Abidjan-Cocody
03 BP 1588 Abidjan
harmattan.ivoire@gmail.com

L'Harmattan Bénin
Rue 604, (Immeuble à l'entrée
de la rue UCAO- Cite de Saint-Jean)
Cotonou
stepcorpus@gmail.com

Nos librairies en France

Librairie internationale
16, rue des Écoles
75005 Paris
librairie.internationale@harmattan.fr
01 40 46 79 11
www.librairieharmattan.com

Librairie des savoirs
21, rue des Écoles
75005 Paris
librairie.sh@harmattan.fr
01 46 34 13 71
www.librairieharmattansh.com

www.ingramcontent.com/pod-product-compliance
Lightning Source LLC
LaVergne TN
LVHW051402061026
849535LV00009B/3312